Artur Wechselberger

# Stellung und Aufgaben der Allgemeinmedizin in einem integrierten Gesundheitsversorgungssystem

Master-Thesis zur Erlangung des akademischen Grades Master of Science (MSc) im Rahmen des Studienzweiges „Management in Einrichtungen des Gesundheitswesens".
Donau Universität Krems 2005

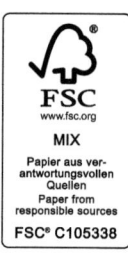

Bibliografische Information der Deutschen Nationalbibliothek:
Die Deutsche Nationalbibliothek verzeichnet diese Publikation
in der Deutschen Nationalbibliografie; detaillierte bibliografische
Daten sind im Internet über www.dnb.de abrufbar.

© 2013 Artur Wechselberger

Herstellung und Verlag:

BoD – Books on Demand, Norderstedt

ISBN 9783735717764

# Inhaltsverzeichnis

1 Einleitung ............................................................... 6
  1.1 Problemstellung ................................................. 6
  1.2 Ziel der Arbeit .................................................. 8
  1.3 Aufbau der Arbeit .............................................. 8
2 Theorieteil ............................................................. 10
  2.1 Integrierte Gesundheitsversorgung ...................... 10
  2.2 Allgemeinmedizin ............................................. 25
  2.3 Andere Gesundheitsberufe ................................. 44
  2.4 Sozialversicherungen ........................................ 49
  2.5 Krankenanstalten ............................................. 54
  2.6 Arztethik ........................................................ 56
3 Methodenteil ......................................................... 60
  3.1 Das österreichische Gesundheitswesen ................ 60
  3.2 Allgemeinmedizinische Versorgung in Österreich .. 72
  3.3 Studien zu integrierten Gesundheitssystemen in Österreich ............................................................ 80
  3.4 Gesundheitspolitische und gesetzliche Initiativen zur Integration in Österreich ......................................... 93
  3.5 Beispiele integrierter Gesundheitssysteme in Europa .... 102
4 Ergebnisteil .......................................................... 134
  4.1 Ursachen der Grenzen der Finanzierbarkeit von Gesundheitsversorgungssystemen ............................ 134
  4.2 Lösungsansätze ............................................... 135
  4.3 Entwicklung integrierter Gesundheitssysteme in Europa .............................................................. 139
5 Zusammenfassung ................................................ 157
6 Schlussbetrachtung ............................................... 161
Literaturverzeichnis ................................................. 164

# 1 Einleitung

## 1.1 Problemstellung

Österreich besitzt ein hochwertiges, leistungsfähiges Gesundheitswesen, das sich aus einer Vielzahl von im Wesentlichen von einander unabhängigen Leistungserbringern zusammensetzt.

Die Organisation der einzelnen Leistungserbringer ist zurzeit hauptsächlich auf die Bedürfnisse der jeweiligen Einrichtung ausgerichtet. Die Unterschiedlichkeit der Träger der Einrichtungen, die räumliche Trennung, Verschiedenheiten von Einsatz- und Öffnungszeiten aber auch unterschiedliche Zielsetzungen und Unternehmenskulturen behindern die Zusammenarbeit.

Patientenbezogenheit im Sinne von Patienteninformationssystemen, Wartezeitenmanagement und ungehindertem Befundaustausch oder Befundzugriff sowie gemeinsamen Qualitätssicherungssystemen ist bestenfalls ansatzweise vorhanden.

Systembezogenheit im Sinne von organisiertem Case-Management mit strukturierten Vorgehensweisen zur Organisation des Behandlungsverlaufs, gemeinsame dem Behandlungsprozess adäquate

Informationssysteme oder Verbindlichkeiten über die eigene Einrichtung hinaus sind nicht vorhanden. Eine gemeinsame Leistungsangebotsplanung und verbindliche wirtschaftliche Steuerungssysteme zur Stärkung von Effektivität und Effizienz existieren erst im Krankenanstaltenbereich. Darüber hinaus wurden solche erst in den jüngsten Plänen zur Gesundheitsreform niedergeschrieben und sollen in den nächsten Jahren umgesetzt werden.

Systembedingte Doppelgeleisigkeiten, Erbringung von Leistungen in den „falschen" Einrichtungen, mangelnde Kooperation und Vernetzung sowie Kommunikationsdefizite vergeuden somit seit Jahren finanzielle Ressourcen und bedingen auch persönliche Belastungen für Patienten, indem notwendige Behandlungen verzögert oder gar behindert werden. Deshalb versucht auch Österreich, ähnlich wie andere europäische Staaten, das Angebot, die Kooperation und Koordination der medizinischen Leistungserbringer zu verbessern.

Ein solches integriertes Gesundheitswesen braucht eine zentrale Schaltstelle zur Organisation der einzelnen Leistungsanbieter und zur Koordination der Behandlungsabläufe.

Zurzeit sind es die Ärzte für Allgemeinmedizin, die, obwohl in dieser Funktion nicht ausgebildet und auch für diese Aufgaben nicht explizit beauftragt und honoriert, neben ihrer Aufgabe als Primäransprechpartner zur Basisversorgung und Akutbehandlung wie auch der Betreuung von chronisch Kranken und geriatrischen Patienten die Kontinuität der Behandlung aufrechterhalten und dabei gleichzeitig als zwar nicht institutionalisierte aber faktische Drehscheibe der extramuralen Versorgung fungieren.

## *1.2 Ziel der Arbeit*

Diese Arbeit soll der Frage nachgehen, wer die Funktion des Systemmanagers in schon bestehenden integrierten Gesundheitssystemen inne hat, wer bei einer auch für Österreich geplanten Integration der medizinischen Leistungserbringer in unserem Land diese Aufgaben übernehmen soll und welche Stellung und Aufgabenbereiche die Allgemeinmedizin und die sie ausübenden Ärzte in diesem System haben werden.

## *1.3 Aufbau der Arbeit*

Nach der Darstellung des Prinzips eines integrierten Gesundheitsversorgungssystems wird die ärztliche Fachdisziplin Allgemeinmedizin beschrieben und im Vergleich der Berufsrechte der Erbringer von Gesundheitsleistungen in Österreich die Position des ärztlichen Berufsstandes und besonders die des Allgemeinmediziners dargestellt. Eine eingehende Beschreibung des österreichischen Gesundheitswesens soll den Versorgungsauftrag der Allgemeinmedizin im derzeitigen System aufzeigen. In der Gegenüberstellung Österreichs mit den Gesundheitssystemen der Schweiz und Deutschlands werden die Bestrebungen und Fortschritte zur Etablierung integrierter Gesundheitsversorgungssysteme und die Aufgaben der Allgemeinmedizin, ihre Ausbildung und Stellung verglichen sowie aus den Erfahrungen dieser Länder die berufsrechtlichen, ausbildungsrechtlichen und qualitätssichernden aber auch sozialversicherungsrechtliche, ökonomische und gesundheitspolitische Maßnahmen aufgezeigt, die den Allgemeinmedizinern die Erfüllung zukünftiger Aufgabenstellungen in einem integrierten Gesundheitsversorgungssystem ermöglichen sollten.

# 2 Theorieteil

## 2.1 Integrierte Gesundheitsversorgung

### 2.1.1 Definition

Integrierte Gesundheitsversorgung (integrieren = ergänzen, eingliedern)[1] hat die Umsetzung der Forderung der WHO[2] nach einer familienorientierten und gemeindenahen Gesundheitsversorgung zum Ziel. Dabei sollen Hausärzte und Pflegekräfte den Kern dieses integrierten primären Gesundheitsversorgungssystems bilden, das auf dem Einsatz multidisziplinärer Teams aus dem Gesundheits- und Sozialwesen sowie aus anderen Sektoren basiert und auch die örtliche Bevölkerung mit einbindet.

Dementsprechend versteht sich eine integrierte Gesundheitsversorgung als abgestimmte und koordinierte Zusammenarbeit aller gesundheitsbezogenen Einrichtungen des extramural (außerhalb eines Krankenhauses) und intramural (innerhalb eines Krankenhauses) gelegenen Bereichs.

---

[1] Duden: Die deutsche Rechtschreibung. Mannheim 2000
[2] WHO Regionalbüro für Europa: „Gesundheit für alle im 21. Jahrhundert", 1999

Diese Versorgung gestaltet sich in der Form von Netzwerken. Dabei greifen diese Netzwerke nur dann voll, wenn sie neben der Integration der Versorgung auch die Kontinuität der Versorgung sicherstellen. Unter Beachtung der Tendenz zur Komplexität und Chronizität von Erkrankungen erfordert eine richtig verstandene integrative Gesundheitsversorgung auch eine Abkehr von der bisher üblichen Fixierung auf akute, episodale und eindimensionale Krankheiten hin zur kontinuierlichen Betreuung von Patienten mit Hilfe von interdisziplinären, multiprofessionellen Strategien unter Einbeziehung der psychosozialen Situation und der Lebenswelt der Betroffenen.

Das Gesundheitswesen wird als patientenbezogenes Versorgungskontinuum im Versorgungsprozess von der Prävention bis zur Rehabilitation gesehen.
Wie der WHO-Mitarbeiter Oliver Gröne[3] beschreibt, gewinnt das Konzept der integrierten Versorgung in der gesundheitspolitischen Diskussion an Bedeutung und wird als Schlüssel zur Weiterentwicklung des Gesundheitswesens diskutiert. Basierend auf den hauptsächlich in den USA erprobten Konzepten des „Managed-Care" (der gelenkten Versorgung) werden in der Praxis unter dem Begriff der integrierten Versorgung sehr unterschiedliche Organisations- und Steuerungsformen in der Gesundheitsversorgung zusammengefasst.

---

[3] 9. Österr. Konferenz Gesundheitsfördernder Krankenhäuser 4.11./5.11.2004

Vorrangiges Ziel der integrierten Versorgung ist es, je nach Kontext, mit unterschiedlicher Gewichtung, die Senkung von Kosten und die Erhöhung der Qualität bzw. des medizinischen Nutzens von Gesundheitsleistungen zu erreichen.

## 2.1.2 Vergleich zum bestehenden System

Das Gegenteil eines integrierten Versorgungssystems ist die Desintegration von Versorgungsprozessen, die die Arbeitsteiligkeit in einem hoch spezialisierten Dienstleistungsbereich, wie es die Gesundheitsversorgung darstellt, mit sich gebracht hat. Diese arbeitsteilige Leistungserbringung in Krankenanstalten (intramural) und außerhalb dieser Einrichtungen (extramural) hat zu vielfältigen Problemen bei der Koordination der verschiedenen Leistungsanbieter geführt.

Die Begrenztheit der finanziellem Mittel bei gleichzeitiger Explosion des medizinischen Leistungsangebotes und besonders die aufgrund der technologischen und demografischen Entwicklung zu erwartende Mengenausweitung im Gesundheitswesen der nächsten Jahrzehnte zwingen die Gesundheitspolitik zur Reorganisation des Gesundheitswesens unter den Prämissen der Wirtschaftlichkeit und der Qualität. Denn auch Qualitätsdefizite im gesamten medizinischen Versorgungsprozess sowie die systembedingte Über-, Unter- und Fehlversorgung zwingen zum Handeln. Zudem erfordert die steigende Prävalenz chronischer Erkrankungen ein anderes Versorgungssystem als das durch das Krankenhaus dominierte sowie eine stärkere Ausrichtung auf Präventionsmaßnahmen und die Einbindung des Patienten.

Zurzeit sind Patienten die Leidtragenden der fehlenden Zusammenarbeit zwischen den einzelnen Sektoren und müssen beim Übergang von ambulanter zu stationärer Versorgung aber auch zwischen den ambulanten Versorgungseinrichtungen die Koordination oft selbst in die Hand nehmen und den Fortgang der für sie richtigen Therapie selbst recherchieren und organisieren.

Wenn auch die Frage der Finanzierung und der Qualitätssteigerung von Gesundheitssystemen eine Herausforderung für alle Staaten darstellt, so sind es doch gerade die Länder mit nicht staatlichen Gesundheitssystemen, die in einer Reorganisation im Sinne eines integrierten Gesundheitssystems eine nachhaltige Sicherung der Versorgung erwarten. Und dies unter Beibehaltung der bestehenden liberalen und nur in der Rahmengesetzgebung staatlich beeinflussten, privaten und privatwirtschaftlich organisierten Leistungserbringung.

Das Risiko der Kostenbelastung wird in diesen Systemen im Krankheitsfall von Sozialversicherungen oder privaten Krankenversicherungen getragen. Gesetzliche Regelungen geben vor, inwieweit dieser Versicherungsschutz im Rahmen einer Pflichtversicherung oder einer Versicherungspflicht besteht. Neben dieser Basisabdeckung des wirtschaftlichen Risikos bei Erkrankung bieten Privatversicherungen noch zusätzliche Leistungen an, die besonders die Abdeckung von Selbstbehalten und die Übernahme von medizinischen Leistungen oder Betreuungsleistungen, die über die unbedingt notwendige Krankenbehandlung hinausgehen, zum Ziel haben.

### 2.1.3 Voraussetzungen zur Implementierung

Die Funktionen, die durch integrierte Versorgung erbracht werden, unterteilen sich in medizinische pflegerische und nichtmedizinische Funktionen. Die integrierte Versorgung erfüllt als Regelversorgung alle Leistungserstellungsfunktionen der Präventivmedizin und Gesundheitsförderung, der Krankenbehandlung, der Pflege und der Rehabilitation sowie der Versorgung mit Heilmitteln und Heilbehelfen[4].

---

[4] Mühlbacher A. Integrierte Versorgung. Bern 2004

Das Problem der Desintegration von Versorgungseinrichtungen zeigt sich besonders an den Schnittstellen der Leistungserbringung.

Schnittstellen ergeben sich im Gesundheitswesen am Übergang der einzelnen Funktionsbereiche. Wenn man die Gesundheitsversorgung als Leistungsprozess betrachtet, so entstehen die Schnittstellen durch Übergänge im Leistungsprozess zwischen den einzelnen Teilsystemen. Schnittstellen können somit zwischen Leistungsanbietern, Kostenträgern aber auch Zulieferern bestehen. Schnittstellen haben eine wesentliche Schlüsselfunktion in der Optimierung der Versorgungsprozesse. Sie bestimmen die Fähigkeit zur interdisziplinären Zusammenarbeit und sind der zentrale Gestaltungsparameter bei der Organisation der medizinisch-pflegerischen Abläufe. Aufgrund der Tatsache, dass Schnittstellen Zeit kosten, den Informationsverlust erhöhen sowie die Entscheidungs- und Kommunikationsprozesse verlangsamen, ist die Anzahl der Schnittstellen und deren Organisation ein wesentlicher Parameter für die Effizienz der Netzwerkorganisation der integrierten Versorgung.

Deshalb sind neben der Vermeidung von Schnittstellen die Kommunikation an den Schnittstellen und der Informationsaustausch über die Schnittstellen sowie die Koordination der Leistungserbringer die wesentlichen Anforderungen an eine Integration.

Zusätzlich gilt es allerdings auch in einem Unternehmensnetzwerk von selbständigen und unabhängigen, oft sogar in einem Konkurrenzverhältnis stehenden Leistungserbringern Hemmschwellen und Kommunikationsbarrieren, die sich nicht zuletzt auch aus einem latenten gegenseitigen Misstrauen ergeben, abzubauen. Eine gemeinsame Zielsetzung und eine übergreifende Unternehmenskultur soll die Angst nehmen, dass die Bereitstellung und der Austausch von Informationen mehr als Instrument zur Machterhaltung missbraucht statt zur Steigerung von Qualität und Wirtschaftlichkeit eingesetzt werden könnte. Dazu ist es notwendig, dass alle Leistungserbringer erkennen, dass das Ziel eines patientenbezogenen optimierten Versorgungsprozesses nicht allein durch die Optimierung der einzelnen Funktionsbereiche sondern nur durch die zusätzliche Optimierung des Versorgungsprozesses, vor allem am Übergang zwischen den Leistungsbereichen erreicht werden kann.

Wesentliche Implementierungsparameter sind also neben der Organisation auch die Unternehmenskultur. Unter Unternehmenskultur versteht man die von den Unternehmensangehörigen geteilten Normen, Wertvorstellungen und Einstellungen, die das Verhalten und die Einstellung der Mitarbeiter sowie das Erscheinungsbild des Unternehmens prägen. Dazu gehören in einem integrierten Gesundheitssystem besonders die Qualitäts- und Kostenorientierung, die Leistungs- und Wettbewerbsorientierung, die Kunden-, die Mitarbeiter-, die Prozess- und Netzwerkorientierung, die Kommunikationskultur, die Gesellschafts- sowie Wissens- und Lernorientierung. Zum Funktionieren von Netzwerken ist die Teamfähigkeit aller am Leistungsprozess Beteiligten unabdingbar.

Diese Anforderungen setzen voraus, dass die Leistungserbringer und deren Mitarbeiter ihre Position als Einzelkämpfer zugunsten eines definierten Gesamtzieles aufgeben. Die soziale Kompetenz des Netzwerks ergibt sich aus der Sozialkompetenz des Einzelnen in der Interaktion mit anderen und erfordert kommunikative Fähigkeiten, Kooperations- und Koordinationsfähigkeit, Konflikt- und Teamfähigkeit.

Erst wenn dieses Bewusstsein geschaffen ist und der Förderung der integrierten Versorgung zugrunde liegt, wird die Implementierung von freiwilligen oder gesetzlich verpflichtenden neuen Organisations- und Managementstrukturen, im Sinne von mehr oder weniger umfassenden Managed Care Systemen, zu einer von Patienten wie von Leistungserbringern akzeptierten integrierten Versorgung möglich sein.

## 2.1.4 Organisations- und Managementstrukturen in integrierten Versorgungssystemen

Um die Koordination von Versorgungsprozessen und den notwendigen Informationsfluss in einem Organisationsnetzwerk zu gewährleisten, müssen bestimmte Organisations-, Management- und Anreizsysteme eingeführt werden. Diese Steuerung im Sinne einer gelenkten Versorgung, die Managed Care genannt wird, soll den Patienten durch den gesamten Behandlungsprozess begleiten. Anreizsysteme müssen geschaffen werden, um Leistungserbringer wie auch Patienten zur Akzeptanz dieses Steuerungssystem zu bewegen und sie zur Übernahme von auch wirtschaftlicher Verantwortung zu motivieren.

### 2.1.4.1 Informelle Netze

Den niedrigsten Organisationsgrad in integrierten Systemen bilden lose informelle Netze von Leistungserbringern. Diese ergeben sich z.B. aus der Zusammenarbeit niedergelassener Ärzte, die sich auf Gemeinde- oder Bezirksebene in mehr oder weniger regelmäßigen Abständen treffen und dabei Fragen der Zusammenarbeit regeln. Oft sind es auch gemeinsame Fortbildungsveranstaltungen oder Qualitätszirkel, in denen sich Partner informeller Netze finden. Das Spektrum der Zusammenarbeit reicht meist von der Organisation von Bereitschaftsdiensten oder der Urlaubsvertretung bis hin zu Zuweisungen von Patienten bei bestimmten medizinischen Fragestellungen. Informelle Netze können sich auch aus persönlichen Bekanntschaften und Freundschaften von Gesundheitsleistungserbringern entwickeln, die in Absprachen zur beruflichen Zusammenarbeit münden.

### 2.1.4.2 Managed Care

Grundsätzlich wird mit dem Begriff ein marktwirtschaftliches Versorgungs- und Versicherungskonzept beschrieben, dessen Ziel die effiziente Allokation der knappen Mittel im Gesundheitswesen ist. Unter effektiver Allokation versteht man den Einsatz dieser Mittel so, dass durch eine bestmögliche Integration aller Leistungserbringer im Behandlungsprozess ein Höchstmaß an Effizienz und Qualität erreicht wird. Hieraus ergibt sich, dass Managed Care keine in sich geschlossene Theorie sondern eine Sammlung verschiedenartiger Managementinstrumente und Organisationsformen ist.[5]

Das Spektrum an Managed Care Systemen kann von eher losen Übereinkommen zu durch Bonifikationen motivierter Zusammenarbeit mit geringer Verpflichtung und Bindung an steuernde Vorgaben für Anbieter wie Leistungsempfänger bis zu durchstruktu-

---

[5] Schiedenoch, A., Özyurt E., Integrierte Versorgung. Köln 2004

rierten, verpflichtenden und bei Missachtung mit Pönalen belegten Systemen reichen. Die Steuerungsfunktion kann demnach vom gering verbindlichen Angebot eines Koordinators mit breiter Möglichkeit der Auswahl unter vielen Leistungserbringern bis zur ausgeprägten und kompromisslosen Verpflichtung der Inanspruchnahme eines „Gatekeepers" und „Case Managers" bei stark eingeschränkter oder aufgehobener Wahlfreiheit reichen.

Gemeinsam ist Managed Care Systemen, dass sie auch versuchen, die traditionelle Trennung der Verantwortung für die Leistungserbringung von der Finanzierungsverantwortung aufzulösen und Leistungserbringern wie auch Leistungsempfängern ökonomische Verantwortung zu übertragen. Dazu werden die Anbieter beispielsweise über Pauschalen honoriert und die Leistungsempfänger durch Bonus-Malussysteme zu systemkonformen Verhalten bewegt. Um trotz Pauschalhonorierung ein hohes Leistungsniveau zu erhalten, erfordern Managed Care Systeme Vorgaben durch Behandlungsleitlinien und den Einsatz von Kontroll- und Qualitätssicherungsinstrumenten.

Wettbewerbskomponenten finden sich in Managed Care Systemen darin, dass die Trägerorganisation versucht, medizinischen Leistungen für ihre Versicherten dort einzukaufen, wo diese bei gleicher Qualität am kostengünstigsten sind. Einen weiteren Schritt zum Wettbewerb bietet die für die Bevölkerung freie Wahl der Krankenversicherung und der Trägerorganisation.

„Mutterland" von Manage Care Systemen sind die USA, wo diese Versorgungsformen schon seit Jahrzehnten eingeführt als Regelversorgungssystem funktionieren. In Europa ist es die Schweiz, wo seit den 90er Jahren des letzten Jahrhunderts Managed Care Systeme eingerichtet sind. Der Einsatz einzelner Instrumente von Managed Care findet sich in verschieden europäischen Ländern, die diese im Sinne von „Managing Care" punktuell zur Effizienzsteigerung einsetzen. In Deutschland sind es die sozialversicherungsrechtlichen Änderungen im Gesundheitsreformgesetz 2000, die die integrierte Versorgung fördern und die Grundlagen für Modellvorhaben für die Einrichtung von Managed Care Systemen bilden. In Österreich ist es das Gesundheitsreformgesetz 2005, welches Maßnahmen zur Überwindung der strikten Trennung der einzelnen Sektoren des Gesundheitswesens und die Erreichung einer besseren Abstimmung in der Planung, Steuerung und Finanzierung des gesamten Gesundheitswesens zum Ziel hat.

Organisationsstrukturen von Managed Care sind beispielsweise Health Maintenance Organizations (HMOs), Arztnetzwerke oder Hausarztnetzwerke und Preferred Provider Organisations (PPOs).

Health Maintenance Organizations (HMOs):
Der Name HMO beschreibt keine einheitliche Organisationsform. Vielmehr werden unter diesem Namen Versorgungssysteme subsumiert, in denen den Versicherten unter Einschränkung der Wahlfreiheit gegen eine zuvor vereinbarte Versicherungsprämie ein umfassendes Gesundheitsleistungspaket geboten wird, dessen Umfang mindestens ambulante ärztliche und stationäre Leistungen beinhaltet. Die Leistungserbringer verpflichten sich, ihre Leistungen zu den mit der HMO vereinbarten Bedingungen zu erbringen. Diese Leistungserbringer können Angestellte der HMO oder Vertragseinrichtungen in Form von Einzelpraxen, Praxisgemeinschaften oder auch Krankenanstalten und andere medizinische Leistungsgerbringer sein. Bonifikationen in Form reduzierter Selbstbehalte und erniedrigte Versicherungsprämien bilden den Anreiz der Teilnahme für die Versicherten. Präventionsmaßnahmen werden in HMOs forciert und als Mittel zu Einsparungen im kurative Bereich eingesetzt.

Arztnetzwerke oder Hausarztnetzwerke:
In Arztnetzwerken oder Hausarztnetzwerken zusammengeschlossene Ärzte bekennen sich zur „Gatekeeperfunktion" des Hausarztes und erbringen ihre Leistungen zu vertraglich vereinbarten Bedingungen.

Preferred Provider Organisations (PPOs):
PPOs haben nur eine geringe Steuerungs- und Integrationsfunktion. Sie bieten lediglich im Rahmen von Einkaufsmodellen bevorzugte Leistungserbringer, die bereit sind Leistungen zu einem bestimmten vereinbarten Preis zu erbringen und sich regelmäßigen Kosten, Leistungs- und Qualitätskontrollen zu unterwerfen, an. Es besteht kein „Gatekeeping".

Steuerungsinstrumente von Managed Care sind auf Anbieterseite Fallpauschalen, Kopfpauschalen und Pauschalen für Leistungsbündel, auf Nachfragerseite Abzugsfranchise (Kostenübernahmeschranke), proportionale Selbstbehalte und Bonus-Malus-Systeme.

Zur Koordination bieten viele Managed Care Organisationen eine Telefonhotline, über die die Versicherten bei Gesundheitsbeschwerden eine kostenlose Beratung in Anspruch nehmen sollten, an. Als erster Ansprechpartner steht anschließend ein Allgemeinmediziner als „Gatekeeper" zur Verfügung, der die Primärversorgung übernimmt und die weitere Versorgung veranlasst.

Die Leistungsinanspruchnahme im Versorgungssystem wird durch Case Management (patientenbezogenes Management) oder Disease Management (krankheitsbezogenes Management) gesteuert. Beim Case Management liegt die Betonung auf einem individuellen Fall (case) und seinen spezifischen Versorgungsbedürfnissen. Der einzelne Patient wird mit Hilfe spezifischer Methoden durch das Versorgungssystem begleitet. Dabei werden ihm die für ihn relevanten Leistungen erschlossen und koordiniert.

Das Disease Management ist eine medizinische Versorgungsform, in der durch den Einsatz von Leitlinien zur Prävention und Behandlung einer bestimmten Krankheit standardisierte kostenevaluierte Abläufe vorgegeben werden.

Steuerungsinstrumente zur Qualität beinhalten die Auswahl der Leistungserbringer, die Vorgabe von Leitlinien, die Einhaltung von Fortbildungsverpflichtungen, die Teilnahme an Qualitätszirkeln, eine einheitliche Dokumentation und Outcomes Research.

## 2.2 Allgemeinmedizin

### 2.2.1 Definition

Als Definition der Allgemeinmedizin bietet sich die Definition der WONCA Europe, der Europäischen Gesellschaft für Allgemeinmedizin, die im Juni 2002 am WONCA Kongress in London publiziert wurde, an.

An der Erarbeitung dieser Definition haben sich besonders auch die Fachgesellschaften für Allgemeinmedizin der Schweiz (SGAM) und Österreichs (ÖGAM), von denen auch die Übersetzung stammt, beteiligt. Diese Definition wird auch von den beiden Fachgesellschaften als für diese Länder gültige Definition vorgeschlagen. Die Erklärung definiert einerseits die Disziplin der Allgemeinmedizin und ihre Aufgaben und enthält andererseits eine Darstellung der vom Arzt für Allgemeinmedizin geforderten Kernkompetenzen. Sie beinhaltet eine verbindliche Darstellung der Leistungen, die Ärzte für Allgemeinmedizin/Hausärzte in Europa, zur Sicherstellung einer höchsten Qualitätsanforderungen entsprechenden und gleichzeitig kostenwirksamen Patientenbetreuung, erbringen sollten. Aus der Definition soll sich auch, so die Vorstellung der Autoren, der Anforderungskatalog für die allgemeinmedizinische Ausbildung, Forschung und Qualitätssicherung ableiten, damit eine Weiterentwicklung der Allgemeinmedizin zur Erfüllung der gesundheitlichen Bedürfnisse der Bevölkerung im 21. Jahrhundert gewährleistet ist.

„DIE EUROPÄISCHEN DEFINITIONEN 2002[6]

DIE ALLGEMEINMEDIZIN / HAUSARZTMEDIZIN ALS EIGENE DISZIPLIN UND ALS SPEZIALGEBIET

„Die Allgemeinmedizin ist eine akademische und wissenschaftliche Disziplin mit eigenen Lehrinhalten, eigener Forschung, eigener Nachweisbasis und einer eigenständigen klinischen Tätigkeit; als klinisches Spezialgebiet ist sie auf die Primärversorgung ausgerichtet.

I. Die Wesensmerkmale der Allgemeinmedizin als Disziplin:

A) Die Allgemeinmedizin stellt normalerweise den ersten medizinischen Kontaktpunkt im Gesundheitssystem dar und gewährleistet einen offenen und unbegrenzten Zugang für alle Nutzer und für

---

[6] Schweizer Gesellschaft für Allgemeinmedizin. www.sgam.ch 2005

alle Gesundheitsprobleme, unabhängig von Alter, Geschlecht oder anderen Merkmalen der betroffenen Person.

B) Sie nutzt die Ressourcen des Gesundheitssystems auf effiziente Weise durch Koordinierung der Betreuung, Zusammenarbeit mit anderen im Bereich der Primärversorgung tätigen Berufen und durch das Management der Schnittstelle zu anderen Spezialgebieten, wobei sie nötigenfalls die Rolle als Interessenvertreterin von Patientenanliegen übernimmt.

C) Sie arbeitet mit einem personenbezogenen Ansatz, der auf das Individuum sowie auf dessen Familie und Lebensumfeld ausgerichtet ist.

D) Sie bedient sich eines besonderen Konsultationsprozesses, der durch effektive Kommunikation zwischen Arzt und Patient den Aufbau einer Langzeitbeziehung ermöglicht.

E) Sie ist für eine durch die Bedürfnisse des Patienten bestimmte Langzeitbetreuung verantwortlich.

F) Sie verfügt über einen spezifischen Entscheidungsfindungsprozess, der durch die Prävalenz und Inzidenz von Krankheit in der Bevölkerung bestimmt wird.

G) Sie befasst sich gleichzeitig mit den akuten und chronischen Gesundheitsproblemen der einzelnen Patienten.

H) Sie befasst sich mit Erkrankungen, die sich im Frühstadium ihres Auftretens in undifferenzierter Form darstellen und möglicherweise eine dringende Intervention erfordern.

I) Sie fördert Gesundheit und Wohlbefinden durch angemessene und wirksame Intervention.

J) Sie trägt eine spezifische Verantwortung für die Gesundheit der Allgemeinheit.

K) Sie beschäftigt sich mit Gesundheitsproblemen in ihrer physischen, psychologischen, sozialen, kulturellen und existentiellen Dimensionen.

**II. Die Allgemeinmedizin als Spezialgebiet**

Allgemeinmediziner sind Spezialisten, die eine Ausbildung in den Grundprinzipien der Disziplin erfahren haben. Als Hausärzte sind sie in erster Linie für eine umfassende und kontinuierliche Betreuung aller Personen verantwortlich, die der medizinischen Hilfe bedürfen, und zwar unabhängig von deren Alter, Geschlecht und

Erkrankung. Sie betreuen Menschen im Rahmen ihrer Familie, ihrer Gemeinschaft und ihrer Kultur, wobei sie stets die Autonomie ihrer Patienten respektieren. Sie sind sich ihrer beruflichen Verantwortung innerhalb der von ihnen versorgten Gemeinschaft bewusst. Bei der Erarbeitung von Behandlungsplänen mit ihren Patienten berücksichtigen sie physische, psychologische, soziale, kulturelle und existentielle Faktoren, wobei sie sich das durch wiederholte Kontakte erworbene Wissen und das entstandene Vertrauensverhältnis zunutze machen.

Allgemeinmediziner/ Hausärzte nehmen ihre berufliche Rolle wahr, indem sie Gesundheit fördern, Krankheiten vorbeugen und Heilung, Betreuung oder Linderung anbieten. Nach Maßgabe der gesundheitlichen Bedürfnisse und der in der Gemeinschaft verfügbaren Ressourcen geschieht dies entweder auf direktem Wege oder durch die Leistungen anderer, wobei Ärzte für Allgemeinmedizin ihren Patienten nötigenfalls beim Zugang zu derartigen Leistungen behilflich sind. Sie tragen die Verantwortung für die Weiterentwicklung und Erhaltung ihrer eigenen beruflichen Fähigkeiten, ihres persönlichen Gleichgewichts und ihrer Werte als Grundlage für eine wirksame und sichere Patientenbetreuung."

Analoge Inhalte finden sich in der Definition der Allgemeinmedizin der DEGAM der Deutschen Gesellschaft für Allgemeinmedizin und Familienmedizin. Sie definierte Allgemeinmedizin im Beschluss der Jahreshauptversammlung der DEGAM vom 21. September 2002 wie folgt[7]:

„Der *Arbeitsbereich* der Allgemeinmedizin beinhaltet die Grundversorgung aller Patienten mit körperlichen und seelischen Gesundheitsstörungen in der Notfall-, Akut- und Langzeitversorgung sowie wesentliche Bereiche der Prävention und Rehabilitation. Allgemeinärztinnen und Allgemeinärzte sind darauf spezialisiert, als erste ärztliche Ansprechpartner bei allen Gesundheitsproblemen zu helfen.

Die *Arbeitsweise* der Allgemeinmedizin berücksichtigt somatische, psycho-soziale, soziokulturelle und ökologische Aspekte. Bei der Interpretation von Symptomen und Befunden ist es von besonderer Bedeutung, den Patienten, sein Krankheitskonzept, sein Umfeld und seine Geschichte zu würdigen (hermeneutisches Fallverständnis).

Die *Arbeitsgrundlagen* der Allgemeinmedizin sind eine auf Dauer angelegte Arzt - Patienten - Beziehung und die erlebte Anamnese, die auf einer breiten Zuständigkeit und Kontinuität in der Versor-

---

[7] Deutsche Gesellschaft für Allgemeinmedizin. (2005) www.degam.de

gung beruhen. Zu den Arbeitsgrundlagen gehört auch der Umgang mit den epidemiologischen Besonderheiten des unausgelesenen Patientenkollektivs mit den daraus folgenden speziellen Bedingungen der Entscheidungsfindung (abwartendes Offenhalten des Falles, Berücksichtigung abwendbar gefährlicher Verläufe).

Das *Arbeitsziel* der Allgemeinmedizin ist eine qualitativ hochstehende Versorgung, die den Schutz des Patienten, aber auch der Gesellschaft vor Fehl-, Unter- oder Überversorgung einschließt.

Der *Arbeitsauftrag* der Allgemeinmedizin beinhaltet
die primärärztliche Filter- und Steuerfunktion, insbesondere die angemessene und gegenüber Patient und Gesellschaft verantwortliche Stufendiagnostik und Therapie unter Einbeziehung von Fachspezialisten;

die haus- und familienärztliche Funktion, insbesondere die Betreuung des Patienten im Kontext seiner Familie oder sozialen Gemeinschaft, auch im häuslichen Umfeld (Hausbesuch);

die Gesundheitsbildungsfunktion, insbesondere Gesundheitsberatung und -förderung für den Einzelnen wie auch in der Gemeinde;

die Koordinations- u. Integrationsfunktion, insbesondere die gezielte Zuweisung zu Spezialisten, die federführende Koordinierung zwischen den Versorgungsebenen, das Zusammenführen und Bewerten aller Ergebnisse und deren kontinuierliche Dokumentation, sowie die Vermittlung von Hilfe und Pflege des Patienten in seinem Umfeld."

## 2.2.2 Ausbildung

Die Ausbildung zum Arzt für Allgemeinmedizin in Österreich ist im Ärztegesetz 1998 und in der Ausbildungsordnung 1994 geregelt.

Mit der Dauer von 36 Monaten erfüllt Österreich damit die nach Art. 2 Abs. 1 der Richtlinie 86/ 457/ EWG als Mindestvoraussetzung für eine "spezifische Ausbildung" zum Praktischen Arzt oder zur Praktischen Ärztin vorgeschriebene mindestens zweijährige Vollzeitausbildung nach Abschluss eines sechsjährigen Studiums.

Das Ärztegesetz 1998 bestimmt zur Ausbildung zum Arzt für Allgemeinmedizin[8]:

---

[8] Emberger. H, Wallner. F, Ärztegesetz 1998 mit Kommentar

§ 7 (1) Personen, die die im § 4 Abs 2 sowie § 4 Abs 3 Z 1 oder § 5 Abs 1 oder § 5 a angeführten Erfordernisse erfüllen und beabsichtigen, sich einer selbständigen ärztlichen Betätigung als Arzt für Allgemeinmedizin zuzuwenden, haben sich einer praktischen Ausbildung in der im § 4 Abs 4 vorgesehenen Dauer (Turnus zum Arzt für Allgemeinmedizin) im Rahmen von Arbeitsverhältnissen sowie der Prüfung zum Arzt für Allgemeinmedizin zu unterziehen und den Erfolg dieser Ausbildung nachzuweisen (§ 26).

(2) Der Turnus hat jedenfalls eine Ausbildung auf den Gebieten Allgemeinmedizin, Chirurgie, Frauenheilkunde und Geburtshilfe, Hals-, Nasen- und Ohrenkrankheiten, Haut- und Geschlechtskrankheiten, Innere Medizin, Kinder- und Jugendheilkunde sowie Neurologie oder Psychiatrie zu umfassen.

(3) Der Turnus ist, soweit Abs 4 nicht anderes bestimmt, in Krankenanstalten zu absolvieren, die als Ausbildungsstätten für die Ausbildung zum Arzt für Allgemeinmedizin anerkannt sind.

(4) Die sechsmonatige Ausbildung im Ausbildungsfach Allgemeinmedizin ist in Einrichtungen, die der medizinischen Erstversorgung dienen, insbesondere in anerkannten Lehrpraxen freiberuflich tätiger Ärzte für Allgemeinmedizin, in für die Ausbildung zum Arzt für Allgemeinmedizin anerkannten Lehrgruppenpraxen oder Lehrambu-

latorien, in geeigneten Ambulanzen von als Ausbildungsstätten für die Ausbildung zum Arzt für Allgemeinmedizin anerkannten Krankenanstalten oder in vergleichbaren Einrichtungen zu absolvieren. Soweit es mit der Erreichung des Ausbildungszieles in den einzelnen Ausbildungsfächern vereinbar ist, können weitere sechs Monate in solchen Einrichtungen oder auch in anerkannten Lehrpraxen oder Lehrgruppenpraxen freiberuflich tätiger Fachärzte oder in für die Ausbildung zum Facharzt anerkannten Lehrambulatorien, die nicht der medizinischen Erstversorgung dienen, absolviert werden. Die anrechenbare Gesamtdauer der in Einrichtungen der medizinischen Erstversorgung oder vergleichbaren Einrichtungen absolvierten praktischen Ausbildung beträgt insgesamt höchstens zwölf Monate.

(5) Die Durchführung und Organisation der Prüfung zum Arzt für Allgemeinmedizin obliegt der Österreichischen Ärztekammer, die sich dazu eines Dritten bedienen darf. Die Österreichische Ärztekammer hat nähere Vorschriften über die Organisation und Durchführung der Prüfung zum Arzt für Allgemeinmedizin, einschließlich eines für die Durchführung der Prüfung zu entrichtenden Prüfungsentgeltes zu erlassen. Bei der Festsetzung des Prüfungsentgeltes ist auf den mit der Organisation und Durchführung der Prüfung verbundenen Zeit- und Sachaufwand Bedacht zu nehmen.

(6) Nach Maßgabe zwischenstaatlicher Übereinkommen können sich auch Personen, die nicht die österreichische Staatsbürgerschaft oder die Staatsangehörigkeit einer der übrigen Vertragsparteien des Abkommens über den Europäischen Wirtschaftsraum besitzen, aber die im § 4 Abs 2 Z 2 bis 5 und Abs 3 Z 1 angeführten Erfordernisse erfüllen, der Ausbildung zum Arzt für Allgemeinmedizin unterziehen. Sie bedürfen hiefür keiner Bewilligung gemäß § 35.

### 2.2.3 Berufsrechtliche Stellung der Ärzte in Österreich

Das Berufsrecht der Ärzte ist das Ärztegesetz (ÄrzteG). In diesem sind auch alle Bestimmungen enthalten, die die Voraussetzung für die ärztliche Berufsausübung darstellen. Es bestimmt die ärztlichen Rechte und Pflichten sowie das Verhältnis gegenüber Patienten, Mitarbeitern aber auch bezüglich der Zusammenarbeit von Ärzten. Diese gesetzlichen Bestimmungen gelten für alle in Österreich tätigen Ärzte und unterscheiden nur in wenigen Bereichen zwischen Ärzten für Allgemeinmedizin und Fachärzten.

Schon im § 2 (1) ist festgestellt, dass der Arzt zur Ausübung der Medizin berufen ist und die Ausübung des ärztlichen Berufes (§ 2 (2)) jede auf medizinisch - wissenschaftlichen Erkenntnissen begründete Tätigkeit, die unmittelbar am Menschen oder mittelbar für den Menschen ausgeführt wird, umfasst. § 49 (1) dehnt den ärztlichen Tätigkeitsbereich über die ausschließlich durch wissenschaftliche Erkenntnisse begründete Tätigkeiten hinaus aus, indem Ärzte „nach Maßgabe der ärztlichen Wissenschaft und Erfahrung sowie unter Einhaltung der bestehenden Vorschriften und der fachspezifischen Qualitätsstandards das Wohl der Kranken und den Schutz der Gesunden zu wahren haben."

### 2.2.3.1 Alle Ärzte

Die selbstständige Ausübung des ärztlichen Berufes ist ausschließlich Ärzten für Allgemeinmedizin und approbierten Ärzten sowie Fachärzten vorbehalten. Die selbstständige Ausübung des ärztlichen Berufes ist auch als Gruppenpraxis in der Rechtsform einer offenen Erwerbsgesellschaft zulässig (§ 3 (1) ÄrzteG).

Die selbstständige Ausübung des ärztlichen Berufes besteht in der eigenverantwortlichen Ausführung der im § 2 Abs 2 und 3 umschriebenen Tätigkeiten, gleichgültig, ob solche Tätigkeiten freiberuflich oder im Rahmen eines Dienstverhältnisses ausgeübt werden (§3 (2) ÄrzteG).

Ein Arzt ist verpflichtet, jeden von ihm in ärztliche Beratung oder Behandlung übernommen-en Gesunden und Kranken ohne Unterschied der Person gewissenhaft zu betreuen (§ 49 (1)ÄrzteG).

Der Arzt hat seinen Beruf persönlich und unmittelbar, allenfalls in Zusammenarbeit mit ande-ren Ärzten auszuüben. Zur Mithilfe kann er sich jedoch Hilfspersonen bedienen, wenn diese nach seinen genauen Anordnungen und unter seiner ständigen Aufsicht handeln (§ 49 (2) ÄrzteG).

Der Arzt kann im Einzelfall an Angehörige anderer Gesundheitsberufe oder in Ausbildung zu einem Gesundheitsberuf stehende Personen ärztliche Tätigkeiten übertragen, sofern diese vom Tätigkeitsbereich des entsprechenden Gesundheitsberufes umfasst sind. Er trägt die Verantwortung für die Anordnung. Die ärztliche Aufsicht entfällt, sofern die Regelungen der entsprechenden Gesundheitsberufe bei der Durchführung übertragener ärztlicher Tätigkeiten keine ärztliche Aufsicht vorsehen (§ 49 (3)ÄrzteG).

Der Arzt kann im Einzelfall einzelne ärztliche Tätigkeiten an Angehörige des Patienten, Personen, in deren Obhut der Patient steht, oder an Personen, die zum Patienten in einem örtlichen und persönlichen Naheverhältnis stehen, übertragen, sofern sich der Patient nicht in einer Einrichtung, die der medizinischen oder psychosozialen Behandlung, Pflege oder Betreuung dient, befindet (§ 50 a (1) ÄrzteG).

Die Zusammenarbeit von freiberuflich tätigen Ärzten im Sinne des § 49 Abs 2 kann bei Wahrung der Eigenverantwortlichkeit eines jeden Arztes auch in der gemeinsamen Nutzung von Ordinationsräumen (Ordinationsgemeinschaft) und/oder von medizinischen Geräten (Apparategemeinschaft) bestehen (§ 52 (1) ÄrzteG). Ordinations- und Apparategemeinschaften dürfen nur zwischen den im Abs 1 genannten Ärzten begründet werden (§ 52 (2) ÄrzteG).

Die Zusammenarbeit von Ärzten kann weiters auch als selbstständig berufsbefugte (§ 3 Abs 1 bzw. § 17 Abs 1) Gruppenpraxis erfolgen (§ 52 a (1) ÄrzteG).

Im § 45 (1) Ärztegesetz ist geregelt, dass jeder Arzt, mit Ausnahme der Ärzte gemäß dem § 32, § 33, § 34 letzter Satz und § 35, das Recht hat seinen Beruf im ganzen Bundesgebiet auszuüben.

Dabei ist der Berufssitz der Ort, an dem sich die Ordinationsstätte befindet, in der und von der aus der Arzt für Allgemeinmedizin, approbierte Arzt, Facharzt oder Zahnarzt seine freiberufliche Tätigkeit ausübt (§ 45 (2) ÄrzteG).

Mit Ausnahmen für die Tätigkeit im Rahmen von ärztlichen Nacht-, Wochenend- oder Feiertagsdiensten, in einer Einrichtung der Jugendwohlfahrt oder der Mutterschafts- und Säuglingsfürsorge im Sinne des Jugendwohlfahrtsgesetzes 1989 (JWG), BGBl 161, als Arbeitsmediziner im Sinne des Arbeitnehmer-Innenschutzgesetzes, in einer nach den Bestimmungen des Familienberatungsförderungsgesetzes, BGBI 80/1974, geförderten Beratungsstelle oder in vergleichbaren Einrichtungen, insbesondere in im Interesse der Volksgesundheit gelegenen Einrichtungen, darf ein Arzt für Allgemeinmedizin, approbierter Arzt, Facharzt oder Zahnarzt nur zwei Berufssitze im Bundesgebiet haben( § 45 (3) ÄrzteG).

Im § 45 (4) ist klargestellt, dass die freiberufliche Ausübung des ärztlichen Berufes ohne bestimmten Berufssitz (Wanderpraxis) verboten ist.

Qualitätssichernde Maßnahmen für in Arztpraxen niedergelassene Ärzte und für Gruppenpraxen finden sich im § 42 (2 a) ÄrzteG, nachdem regelmäßig eine umfassende Evaluierung der Qualität durchzuführen ist und die jeweiligen Ergebnisse der Österreichischen Ärztekammer nach Maßgabe der technischen Ausstattung im Wege der elektronischen Datenfernübertragung zu übermitteln sind.

Ergibt die Evaluierung oder Kontrolle eine unmittelbare Gefährdung der Gesundheit oder unterbleibt sie aus Gründen, die der Arzt oder die Gruppenpraxis zu vertreten hat so stellt dies als schwerwiegende Berufspflichtverletzung einen Kündigungsgrund im Sinne des § 343 Abs 4 des Allgemeinen Sozialversicherungsgesetzes (ASVG), BGBl 189/1955, dar. Gleiches gilt auch im Falle des Unterbleibens einer ersten Evaluierung bis zum Ablauf des 31. Dezember 2008 (§42 (2 b) ÄrzteG).

§ 54 (1) ÄrzteG verpflichtet den Arzt und seine Hilfspersonen zur Verschwiegenheit über alle ihnen in Ausübung ihres Berufes anvertrauten oder bekannt gewordenen Geheimnisse.

Gemäß § 54 (2) Ärztegesetz besteht diese Verschwiegenheitpflicht nicht, wenn nach gesetzlichen Vorschriften eine Meldung des Arztes über den Gesundheitszustand bestimmter Personen vorgeschrieben ist sowie wenn die Mitteilungen oder Befunde des Arztes an die Sozialversicherungsträger und Krankenfürsorgeanstalten oder sonstigen Kostenträger in dem Umfang, als er für den Empfänger zur Wahrnehmung der ihm übertragenen Aufgaben eine wesentliche Voraussetzung bildet, erfolgen.

Die Verschwiegenheitspflicht gilt auch dann nicht, wenn die von der Offenbarung des Geheimnisses bedrohte Person den Arzt von der Geheimhaltung entbunden hat oder die Offenbarung des Geheimnisses nach Art und Inhalt zum Schutz höherwertiger Interessen der öffentlichen Gesundheitspflege oder der Rechtspflege unbedingt erforderlich ist.

Gemäß § 51 (1) ÄrzteG ist der Arzt verpflichtet, Aufzeichnungen über jede zur Beratung oder Behandlung übernommene Person, insbesondere über den Zustand der Person bei Übernahme der Beratung oder Behandlung, die Vorgeschichte einer Erkrankung, die Diagnose, den Krankheitsverlauf sowie über Art und Umfang der beratenden, diagnostischen oder therapeutischen Leistungen einschließlich der Anwendung von Arzneispezialitäten und der zur Identifizierung dieser Arzneispezialitäten und der jeweiligen Chargen im Sinne des § 26 Abs 8 des Arzneimittelgesetzes, BGBl 185/1983, erforderlichen Daten zu führen und hierüber der beratenen oder behandelten oder zu ihrer gesetzlichen Vertretung befugten Person alle Auskünfte zu erteilen.

Zudem ist der Arzt verpflichtet, dem Patienten Einsicht in die Dokumentation zu gewähren oder gegen Kostenersatz die Herstellung von Abschriften zu ermöglichen.

Abs (2) des § 51 ÄrzteG regelt, dass Ärzte zur automationsunterstützten Ermittlung und Verarbeitung personenbezogener Daten gemäß Abs 1 sowie zur Übermittlung dieser Daten an die Sozialversicherungsträger und Krankenfürsorgeanstalten in dem Umfang, als er für den Empfänger zur Wahrnehmung der ihm übertragenen Aufgaben eine wesentliche Voraussetzung bildet, verpflichtet sind. Ärzte sind auch berechtigt, diese Daten an andere Ärzte oder medizinische Einrichtungen, in deren Behandlung der Kranke steht, mit Zustimmung des Kranken weiterzugeben.

Die zur Beratung oder Behandlung übernommene Person hat das Recht auf Einsicht, Richtigstellung unrichtiger und Löschung unzulässigerweise verarbeiteter Daten.

### 2.2.3.2 Ärzte für Allgemeinmedizin

Der § 31 (1) Ärztegesetz normiert, dass Ärzte, die die Erfordernisse für die Ausübung des ärztlichen Berufes als Arzt für Allgemeinmedizin oder als approbierter Arzt erfüllt haben, zur selbständigen Ausübung einer allgemeinärztlichen Berufstätigkeit als Arzt für Allgemeinmedizin oder als approbierter Arzt berechtigt sind, gleichgültig, ob diese Berufstätigkeit freiberuflich oder im Rahmen eines Dienstverhältnisses ausgeübt wird.

Der Umfang der ärztlichen Tätigkeit, die ein Allgemeinmediziner erbringen kann, ist nicht beschränkt. Einschränkungen ergeben sich in der Praxis allerdings besonders aus den Sorgfaltspflichten des § 49 Ärztegesetz.

### 2.2.3.3 Fachärzte

Der § 31 (2) normiert, dass Ärzte, die die Erfordernisse für die Ausübung des ärztlichen Berufes als Facharzt für ein Sonderfach der Heilkunde erfüllt haben, zur selbständigen Ausübung des ärztlichen Berufes als Facharzt auf diesem Teilgebiet der Heilkunde, berechtigt sind, gleichgültig, ob diese Berufstätigkeit freiberuflich oder im Rahmen eines Dienstverhältnisses ausgeübt wird.

Der § 31 (3) ÄrzteG bestimmt, dass Fachärzte ihre fachärztliche Berufstätigkeit auf ihr Sonderfach zu beschränken haben. Dies gilt allerdings nicht für Tätigkeiten als Arbeitsmediziner im Sinne des ArbeitnehmerInnenschutzgesetzes, für Fachärzte, die unter den Voraussetzungen des § 40 in organisierten Notarztdiensten (Notarztwagen bzw. Notarzthubschrauber) fächerüberschreitend tätig werden sowie für Fachärzte für Anästhesiologie und Intensivmedizin, Chirurgie, Innere Medizin und Unfallchirurgie, sofern diese auf Grund krankenanstaltenrechtlicher Organisationsvorschriften in Krankenanstalten im Rahmen sofortiger notfallmedizinischer Versorgung tätig werden und eine Fortbildung gemäß § 40 absolviert haben.

## 2.3 Andere Gesundheitsberufe

### 2.3.1 Arten von Gesundheitsberufen

Zu den Gesundheitsberufen werden in Österreich neben dem Arztberuf der gehobene Dienst für Gesundheits- und Krankenpflege, die gehobenen medizinisch technischen Berufe, der medizinisch technische Fachdienst, die Sanitätshilfsdienste, die Hebammen sowie die Heilmasseure und medizinischen Masseure gezählt. Zu den Dienstleistern im Gesundheitswesen gehören auch Apotheker, Dentisten, Cardiotechniker, Sanitäter, klinische Psychologen und Psychotherapeuten.

Der Verweis auf die entsprechenden Berufsgesetze von Gesundheitsberufen soll einen Überblick über die für die Zusammenarbeit in der integrierten Gesundheitsversorgung relevanten Bestimmungen geben.

## 2.3.2 Berufsrechtliche Stellung der Gesundheitsberufe in Österreich[9]

*Gesunden- und Krankenpflegegesetz*

Gesundheits- und Krankenpflegeberufe sind der gehobene Dienst für Gesundheits- und Krankenpflege und die Pflegehilfe (§ 1). Die Tätigkeitsbereiche des gehobenen Dienstes für Gesundheits- und Krankenpflege um-fassen eigenverantwortliche, mitverantwortliche und interdisziplinäre Tätigkeiten (§ 13 (1)).

Eigenverantwortlichkeit besteht bei Diagnostik, Planung, Organisation, Durchführung und Kontrolle aller pflegerischen Maßnahmen im intra- und extramuralen Bereich (§ 14 (1)).

Der mitverantwortliche Tätigkeitsbereich umfasst die Durchführung diagnostischer und therapeutischer Maßnahmen nach ärztlicher Anordnung. Der anordnende Arzt trägt die Verantwortung für die Anordnung (Anordnungsverantwortung, vgl § 49 Abs 3 ÄrzteG), die schriftlich zu erfolgen hat, der Angehörige des gehobenen Dienstes für Gesundheits- und Krankenpflege trägt die Verantwortung für die

---

[9] Rechtsinformationssystem des Bundes. www.ris.bka.gv.at/bundesrecht

Durchführung der angeordneten Tätigkeit (Durchführungsverantwortung) (§ 15 (1) – (3)).

Im interdisziplinären Tätigkeitsbereich haben Angehörige des gehobenen Dienstes für Gesundheits- und Krankenpflege das Vorschlags- und Mitentscheidungsrecht. Sie tragen die Durchführungsverantwortung für alle von ihnen in diesen Bereichen gesetzten pflegerischen Maßnahmen (§ 16 (2)).

Eine Berufsausübung im gehobenen Dienst für Gesundheits- und Krankenpflege kann freiberuflich, im Dienstverhältnis zu einer Krankenanstalt, im Dienstverhältnis zum Träger sonstiger unter ärztlicher oder pflegerischer Leitung oder Aufsicht stehenden Einrichtungen, im Dienstverhältnis zu freiberuflich tätigen Ärzten, im Dienstverhältnis zu Einrichtungen oder Gebietskörperschaften, die Hauskrankenpflege anbieten, und im Dienstverhältnis zu einer physischen Person erfolgen (§ 35 (1)).

*MTD – Gesetz*

Der physiotherapeutische Dienst umfasst die eigenverantwortliche Anwendung aller physiotherapeutischen Maßnahmen nach ärztlicher Anordnung im intra- und extramuralen Bereich;

Ähnlich verhält es sich beim medizinisch - technischen Laboratoriumsdienst, radiologisch - technischen Dienst, Diätdienst und ernährungsmedizinischen Beratungsdienst, ergo-therapeutischen Dienst, logopädisch - phoniatrisch - audiologischen Dienst und orthoptischen Dienst (§ 2 (1)- (7)).

*Medizinischer Masseur und Heilmasseurgesetz*

Der medizinische Masseur darf nur im Anstellungsverhältnis tätig werden, der Heilmasseur auch freiberuflich. Das Berufsbild des Heilmasseurs umfasst klassische Massage, Packungsanwendungen, Thermotherapie, Ultraschalltherapie, Spezialmassagen (§ 29).

*MTF-SHD-Gesetz*

Medizinisch – technische Fachkräfte / Sanitätshilfsdienste dürfen nur einfache Hilfsleistungen und Tätigkeiten und nur nach ärztlicher Anordnung und unter ärztlicher Aufsicht vornehmen. Diese einfachen Hilfsdienste dürfen bei ärztlichen Verrichtungen nur im Rahmen ärztlicher Ordinationen oder im Dienstverhältnis zu einer Krankenanstalt erbracht werden.

*Hebammengesetz*

Der Hebammenberuf umfasst die Betreuung, Beratung und Pflege der Schwangeren, Gebärenden und Wöchnerin, die Beistandsleistung bei der Geburt sowie die Mitwirkung bei der Mutterschafts- und Säuglingsfürsorge. Bei der Ausübung des Hebammenberufes sind im weitesten Bereich eigenverantwortlich Tätigkeiten durchzuführen (§ 2 (1) - (2)). Bei Verdacht oder Auftreten von für die Frau oder das Kind regelwidrigen und gefahrdrohenden Zuständen während der Schwangerschaft, der Geburt und des Wochenbetts darf die Hebamme ihren Beruf nur nach ärztlicher Anordnung und in Zusammenarbeit mit einer Ärztin/einem Arzt ausüben (§ 4 (1)).

Eine Berufsausübung kann freiberuflich und/oder im Dienstverhältnis zu einer Krankenanstalt und/oder im Dienstverhältnis zu Einrichtungen der Geburtsvorbereitung und -nachbetreuung und/oder im Dienstverhältnis zu freiberuflich tätigen Ärztinnen/Ärzten erfolgen (§ 18).

*Psychotherapiegesetz*

Im Psychotherapiegesetz ist die psychotherapeutische Behandlung durch Personen, die gemäß § 11 des Psychotherapiegesetzes, BGBl. Nr. 361/1990, zur selbständigen Ausübung der Psychotherapie berechtigt sind, geregelt.

*Psychologengesetz*

Klinischen Psychologen, die zur selbständigen Ausübung des psychologischen Berufes gemäß § 10 Abs. 1 des Psychologengesetzes berechtigt sind, erbringen auf Grund ärztlicher Verschreibung oder psychotherapeutischer Zuweisung diagnostische Leistungen.

## *2.4 Sozialversicherungen*

Die Aufgabenbereiche der Krankenkassen wie der Versorgungsauftrag und der Umfang der Krankenbehandlung sind im Allgemeinen Sozialversicherungsgesetz (ASVG)[10] geregelt.

### 2.4.1 Versorgungsauftrag

Die Beziehungen der Träger der Sozialversicherung (des Hauptverbandes) zu den freiberuflich tätigen Ärzten, Gruppenpraxen nach den §§ 52a und 52b des Ärztegesetzes 1998, Dentisten, Hebammen, Apothekern, freiberuflich tätigen klinischen Psychologen, freiberuflich tätigen Psychotherapeuten, freiberuflich tätigen Heilmasseuren, Pflegepersonen, die medizinische Hauskrankenpflege erbringen, und

---

[10] Allgemeines Sozialversicherungsgesetz, www.ris.bka.gv.at/bundesrecht

anderen Vertragspartnern werden durch privatrechtliche Verträge geregelt. Durch diese Verträge ist die ausreichende Versorgung der Versicherten und ihrer anspruchsberechtigten Angehörigen mit den gesetzlich und satzungsmäßig vorgesehenen Leistungen sicherzustellen (§ 338(1)- (2)).

Die Vertragserfüllung zur ärztlichen Versorgung obliegt dem Vertragsarzt; die Anstellung eines berufsberechtigten Arztes bei einem Vertragsarzt ist im Kassenvertrag nicht vorgesehen.

Wenn und solange es die Art der Krankheit erfordert, ist medizinische Hauskrankenpflege zu gewähren. Die Tätigkeit des Angehörigen des gehobenen Dienstes für Gesundheits- und Krankenpflege kann nur auf ärztliche Anordnung erfolgen (§ 151(1) u. (3)).

Nimmt der Anspruchsberechtigte nicht die Vertragspartner oder die eigenen Einrichtungen (Vertragseinrichtungen) des Versicherungsträgers zur Erbringung der Sachleistungen der Krankenbehandlung (ärztliche Hilfe, Heilmittel, Heilbehelfe) in Anspruch, so gebührt ihm der Ersatz der Kosten dieser Krankenbehandlung im Ausmaß von 80 vH des Betrages, der bei Inanspruchnahme der entsprechenden Vertragspartner des Versicherungsträgers von diesem aufzuwenden gewesen wäre (§ 131(1)).

## 2.4.2 Umfang der Krankenbehandlung

Die Krankenbehandlung umfasst ärztliche Hilfe, Heilmittel und Heilbehelfe.

Die Krankenbehandlung muss ausreichend und zweckmäßig sein, sie darf jedoch das Maß des Notwendigen nicht überschreiten. Durch die Krankenbehandlung sollen die Gesundheit, die Arbeitsfähigkeit und die Fähigkeit, für die lebenswichtigen persönlichen Bedürfnisse zu sorgen, nach Möglichkeit wiederhergestellt, gefestigt oder gebessert werden. Die Leistungen der Krankenbehandlung werden, soweit in diesem Bundesgesetz nichts anderes bestimmt wird, als Sachleistungen erbracht (§ 133(1)- (2)).

Die ärztliche Hilfe wird im §135 (1) definiert. Die ärztliche Hilfe wird durch Vertragsärzte und Vertrags-Gruppenpraxen, durch Wahlärzte und Wahl-Gruppenpraxen (§ 131 Abs. 1) sowie durch Ärzte in eigenen Einrichtungen (oder Vertragseinrichtungen) der Versicherungsträger gewährt.

Im Rahmen der Krankenbehandlung (§ 133 Abs. 2) ist der ärztlichen Hilfe gleichgestellt:

1. eine auf Grund ärztlicher Verschreibung erforderliche physiotherapeutische, logopädisch-phoniatrisch-audiologische oder ergotherapeutische Behandlung durch Personen, die gemäß § 7 des Bundesgesetzes über die Regelung der gehobenen medizinisch-technische Dienste, BGBl. Nr. 460/1992, zur freiberuflichen Ausübung des physiotherapeutischen Dienstes, des logopädisch-phoniatrisch-audiologischen Dienstes bzw. des ergotherapeutischen Dienstes berechtigt sind;

2. eine auf Grund ärztlicher Verschreibung oder psychotherapeutischer Zuweisung erforderliche diagnostische Leistung eines klinischen Psychologen (einer klinischen Psychologin) gemäß § 12 Abs. 1 Z 2 des Psychologengesetzes, BGBl. Nr. 360/1990, der (die) zur selbständigen Ausübung des psychologischen Berufes gemäß § 10 Abs. 1 des Psychologengesetzes berechtigt ist;

3. eine psychotherapeutische Behandlung durch Personen, die gemäß § 11 des Psychotherapiegesetzes, BGBl. Nr. 361/1990, zur selbständigen Ausübung der Psychotherapie berechtigt sind, wenn nachweislich vor oder nach der ersten, jedenfalls vor der zweiten psychotherapeutischen Behandlung innerhalb desselben Abrechnungszeitraumes eine ärztliche Untersuchung (§ 2 Abs. 2 Z 1 des Ärztegesetzes 1998) stattgefunden hat;

4. eine auf Grund ärztlicher Verschreibung erforderliche Leistung eines Heilmasseurs, der nach § 46 des Medizinischer Masseur- und Heilmasseurgesetzes, BGBl. I Nr. 169/2002, zur freiberuflichen Berufsausübung berechtigt ist.

### 2.4.3 Gesamtverträge

Die Beziehungen zwischen den Trägern der Krankenversicherung und den freiberuflich tätigen Ärzten sowie den Gruppenpraxen werden jeweils durch Gesamtverträge geregelt. Diese sind für die Träger der Krankenversicherung durch den Hauptverband mit den örtlich zuständigen Ärztekammern abzuschließen. Die Gesamtverträge bedürfen der Zustimmung des Trägers der Krankenversicherung, für den der Gesamtvertrag abgeschlossen wird.

Die Österreichische Ärztekammer kann mit Zustimmung der beteiligten Ärztekammer den Gesamtvertrag mit Wirkung für diese abschließen (§ 341. (1) ASVG). Der Inhalt des Gesamtvertrages ist auch Inhalt des zwischen dem Träger der Krankenversicherung und dem Arzt oder der Gruppenpraxis abzuschließenden Einzelvertrages. Vereinbarungen zwischen dem Träger der Krankenversicherung und dem Arzt oder der Gruppenpraxis im Einzelvertrag sind rechtsunwirksam, insoweit sie gegen den Inhalt eines für den Niederlassungsort des Arztes oder für den Sitz der Gruppenpraxis geltenden Gesamtvertrages verstoßen (§ 341 (3)ASVG). Die zwischen dem Hauptverband und den Ärztekammern abzuschließenden Gesamtverträge haben nach Maßgabe der nachfolgenden Bestimmungen insbesondere folgende Gegenstände zu regeln:

Die Festsetzung der Zahl und der örtlichen Verteilung der Vertragsärzte mit dem Ziel, dass unter Berücksichtigung der örtlichen- und Verkehrsverhältnisse sowie der Bevölkerungsdichte und -struktur eine ausreichende ärztliche Versorgung im Sinne des § 338 Abs.2 erster Satz der in der gesetzlichen Krankenversicherung Versicherten und deren Angehörigen gesichert ist; in der Regel soll die Auswahl zwischen mindestens zwei in angemessener Zeit erreichbaren Vertragsärzten freigestellt sein (§ 342 (1) ASVG).

## 2.5 Krankenanstalten

Der Aufgabenbereich der Krankenanstalten ist im Krankenanstaltengesetz[11] geregelt. Dieses „Bundesgesetz über Krankenanstalten und Kuranstalten", wie das Krankenanstaltengesetz im Volltext heißt, ist ein Grundsatzgesetz des Bundes für die Erlassung von Ausführungs-

---

[11] Bundesgesetz über Krankenanstalten und Kuranstalten, www.ris.bka.gv.at/bundesrecht

gesetzen der Länder. Ein Grundsatzgesetz des Bundes richtet sich also nicht unmittelbar an die Vollziehung, sondern nur an die Gesetzgebung der Länder.

Die Aufnahme von Pfleglingen ist auf anstaltsbedürftige Personen und auf Personen, die sich einem operativen Eingriff unterziehen, beschränkt. Anstaltsbedürftig im Sinne des Abs 2 sind Personen, deren auf Grund ärztlicher Untersuchung festgestellter geistiger oder körperlicher Zustand die Aufnahme in Krankenanstaltspflege erfordert (§ 22 (2) – (3)).

Unbedingt notwendige Erste ärztliche Hilfe darf in öffentlichen Krankenanstalten niemandem verweigert werden (§ 23 (1)).

Pfleglinge, die auf Grund des durch anstaltsärztliche Untersuchung festgestellten Behandlungserfolges der Anstaltspflege nicht mehr bedürfen, sind aus der Anstaltspflege zu entlassen. Bei der Entlassung eines Pfleglings ist neben dem Entlassungsschein unverzüglich ein Arztbrief anzufertigen, der die für eine allfällige weitere medizinische Betreuung maßgebenden Angaben und Empfehlungen sowie allfällige Anordnungen für die Angehörigen der Gesundheits- und Krankenpflegeberufe im mitverantwortlichen Tätigkeitsbereich zu enthalten hat (§ 24 (1) – (2)).

In öffentlichen Krankenanstalten sind Personen, die einer Aufnahme in Anstaltspflege nicht bedürfen, ambulant zu untersuchen und zu behandeln, wenn es zur Leistung Erster ärztlicher Hilfe, zur Behandlung nach Erster ärztlicher Hilfe oder in Fortsetzung einer in der Krankenanstalt erfolgten Pflege, die im Interesse des Behandelten in derselben Krankenanstalt durchgeführt werden muss, zur Anwendung von Untersuchungs- und Behandlungsmethoden mit solchen Behelfen, die außerhalb der Anstalt in angemessener Entfernung vom Wohnort des Patienten nicht in geeigneter Weise oder nur in unzureichendem Ausmaß zur Verfügung stehen, über ärztliche Zuweisung zur Befunderhebung vor Aufnahme in die Anstaltspflege erfolgt (§ 26 (1)).

## *2.6 Arztethik*

### 2.6.1 Historische Entwicklung der Arztethik

Der Hippokratische Eid (benannt nach dem griechischen Arzt Hippokrates ca. 460 - 370 vor Christus auf Kos) zeigt, dass sich die Ärzteschaft schon über Jahrhunderte mit der Frage der Ethik beschäftigt hat. Als beispielhafte, weltweite Grundformel für ärztliche Ethik wird darin das „Primum nil nocere", das heißt, als Erstes mit der Behandlung nicht zu schaden und das „salus aegoti", das ärztliche Können zum Heil des Anvertrauten, des Hilfsbedürftigen einzusetzen, fest geschrieben.

Nach den Gräueltaten des zweiten Weltkrieges, in die leider auch viele Ärzte verwickelt waren, versuchte der Weltärztebund im Genfer Ärztegelöbnis 1948 und im Internationalen „Kodex über Medizinische Ethik" 1949 wiederum die Grundlagen der ärztlichen Ethik neu zu formulieren und als für alle Ärzte verbindlich aufzuzeigen. Darin geloben die Ärzte als Mitglieder des ärztlichen Berufes, dass die Gesundheit ihres Patienten „ihre erste Erwägung sei" und dass der Arzt seinem Patienten „volle Loyalität schulde und ihm sein ganzes Wissen zur Verfügung zu stellen habe".

Zuletzt wurde im Nürnberger Kodex 1987 auch die Ökonomie als besondere ethische Herausforderung festgeschrieben.

### 2.6.2 Angewandte Ethik

Unter angewandter Ethik versteht man die situationsgerechte und problembezogene Anwendung der ethischen Grundlagen und den tagtäglichen Umgang mit der ethischen Verantwortung.

So ergeben sich auch in der Allokation von Gütern der medizinischen Versorgung ethische Fragen. H. Tristram Engelhardt[12] unterscheidet dabei die Makroallokation von einer Mikroallokation. Dabei kann man vier Diskussionsebenen hinsichtlich der Zuteilung von Ressourcen unterscheiden. Makroallokation auf hoher Ebene (Festlegung des Anteils am Bruttosozialprodukt), Makroallokation auf unterer Ebene (Festlegung des Anteils am Bruttosozialprodukt, das bestimmten Zielen der Gesundheitsversorgung zugeteilt werden soll), Mikroallokation auf oberer Ebene (Festlegung der Prinzipien, nach denen Ressourcen der Gesundheitsversorgung an bestimmte Einzelpersonen zugeteilt werden), Mikroallokation auf unterer Ebene (Vor-Ort-Entscheidung über die Zuteilung von Ressourcen der Gesundheitsversorgung an bestimmte Patienten unter Berücksichtigung der Mikroallokation der oberen Ebene).

Das Verhältnis des Arztes als Experte gegenüber dem Patienten als Laien, der medizinische Fortschritt mit der Gefährlichkeit medizinischer Eingriffe oder deren Unterlassungen, vielfältige wirtschaftliche Einflüsse aber auch gesellschaftliche Interessen, wie sie sich z.B. in der Diskussion um die Sterbehilfe zeigen, verlangen vom Arzt ein ethisches Fundament als Vertrauensbasis gegenüber dem Patienten.

---

[12] Thurnherr U.: Angewandte Ethik zu Einführung. Hamburg 2000

Überdiagnostizierung und Übertherapierung von Patienten aus dem Motiv, mehr Verrechnungspositionen geltend machen zu können oder um eine bessere Auslastung teurer Geräte zu erzielen, sind Fragen der Individualethik und widersprechen dieser.

Dagegen erscheint es ethisch voll gerechtfertigt, Einsparungsmöglichkeiten, die zu keiner Qualitätseinbuße der erbrachten Leistung führen, voll auszuschöpfen[13].

---

[13] Waibl E., Grundriss der Medizinethik für Ärzte, Pflegeberufe und Laien, LIT Verlag, Münster 2004

# 3 Methodenteil

## 3.1 Das österreichische Gesundheitswesen

### 3.1.1 Überblick über den Aufbau, die Struktur und Organisation des Österreichischen Gesundheitssystems

Das Gesundheitswesen ist in Österreich im Art. X Bundesverfassung (B-VG) geregelt. Die Kompetenz liegt beim Bund. Das Krankenanstaltenwesen ist im Artikel XII B-VG geregelt. Die Kompetenz liegt in der Grundsatzgesetzgebung beim Bund. Die Länder haben entsprechende Ausführungsgesetze zu erlassen und zu vollziehen.

*Öffentlicher Gesundheitsdienst*

Innerhalb des Gesundheitswesens ist der öffentliche Gesundheitsdienst (ÖGD) jener Teil, der die Wahrnehmung der öffentlich-rechtlichen Aufgaben und Interessen auf dem Gebiet des Gesundheitswesens innehat. Seine Hauptfunktion ist die Gesunderhaltung der Bevölkerung bzw. bestimmter Bevölkerungsgruppen. Er umfasst so wichtige Aufgaben wie Gesundheitsaufsicht und Hygieneüberwachung, gesundheitlichen Umweltschutz, Gesundheitsförderung und Prävention einschließlich der Vorbeugung vor übertragbaren Krankheiten durch Impfungen. Der öffentliche Gesundheitsdienst wird von Amtsärztinnen und Amtsärzten besorgt.

*Ambulante Versorgung*

Die ambulante ärztliche Versorgung liegt im Wesentlichen in den Händen niedergelassener Ärzte. Diese bieten als Kassenvertragsärzte oder als Privatärzte (Wahlärzte) ihre Leistungen an.

In geringerem Ausmaß werden ambulante ärztliche Leistungen auch von privaten Krankenanstalten in Form von Ambulatorien angeboten, deren Betreiber meist Privatpersonen, Gesellschaften oder Sozialversicherungen sind.

Das ambulante Angebot von öffentlichen Krankenanstalten wird durch Regelungen im Krankenanstaltengesetz begrenzt.

Die Bevölkerung in Österreich ist zu nahezu 100% nach berufsständischen Gesichtspunkten in einer der sozialen Krankenversicherungen, die als Selbstverwaltungskörper organisiert sind, pflichtversichert. Die Leistungen der Sozialversicherungen werden in eigenen Einrichtungen oder Vertragseinrichtungen als Sachleistungen erbracht.

Die Patienten haben im niedergelassenen Bereich freie Arztwahl. Bei Inanspruchnahme einer Leistung bei einem Privatarzt (Wahlarzt) hat der Versicherte Anspruch auf Rückersatz von 80% der Kosten, die bei Inanspruchnahme eines Vertragsarztes entstanden wären. Die Inanspruchnahme fachärztlicher Hilfe ist auch weitgehend - ausgenommen bei Fachärzten für Radiologie und Fachärzten für medizinisch-chemische Labordiagnostik - ohne Zuweisung durch einen Arzt für Allgemeinmedizin möglich.

Nichtärztliche medizinische Leistungen zur Hauskrankenpflege, Physio- und Ergotherapie, Logopädie sowie Krankentransporte werden von Vertragseinrichtungen oder freien Leistungserbringern nach ärztlicher Zuweisung erbracht.

Die Medikamentenversorgung erfolgt über Apotheken, die in einem Vertragsverhältnis zu den Krankenkassen stehen. Die Apotheken verfügen über ein Monopol und Gebietsschutz im Detailvertrieb von Medikamenten.

Die Anzahl und die örtliche Verteilung der Vertragsärzte werden in Stellenplänen, die im Einvernehmen zwischen den Vertragspartnern Ärztekammern und Krankenkassen vereinbart werden, geregelt. Gesamtverträge zwischen diesen Partnern regeln auch die Honorierung der ärztlichen Leistungen, die grundsätzlich als Einzelleistungshonorierung zu erfolgen hat.

*Stationäre Versorgung*

Die stationäre Versorgung von Patienten erfolgt in Krankenanstalten, die im Krankenanstaltengesetz geregelt sind. Nach ihrer Aufgabenstellung sind die Krankenanstalten zu unterscheiden in öffentliche, gemeinnützige, nichtöffentliche und private Krankenanstalten. Die Rechtspersönlichkeit liegt immer beim Rechtsträger der Krankenanstalt. Rechtsträger österreichischer Krankenanstalten sind Gebietskörperschaften wie Bund, Länder und Gemeinden, Sozialversicherungsträger wie Kranken-, Unfall- und Pensionsversicherungen, kirchliche Rechtsträger oder physische und juristische Personen.

Je nach Anstaltszweck unterscheidet man in großen Zügen allgemeine Krankenanstalten und Sonderkrankenanstalten. Nach ihrem Versorgungsauftrag unterscheidet man Standardkrankenanstalten, Schwerpunktkrankenanstalten und Zentralkrankenanstalten. Jedes Land ist verpflichtet, unter Bedachtnahme auf den Landeskrankenanstaltenplan, Krankenanstaltspflege für anstaltsbedürftige Personen im eigenen Land entweder durch Errichtung und Betrieb öffentlicher Krankenanstalten (nicht auf Gewinn ausgerichtet, anstaltsbedürftige Personen müssen aufgenommen werden, Arzt bestimmt anhand des Gesundheitszustandes die Aufenthaltsdauer, keine Zuzahlungen an Personal durch Patienten, max. 25 % Privatbetten) oder durch Vereinbarung mit Rechtsträgern anderer Krankenanstalten sicherzustellen. Die Aufnahme von Pfleglingen ist auf anstaltsbedürftige Personen und auf Personen, die sich einem operativen Eingriff unterziehen, beschränkt. Unabweisbare Kranke müssen in Anstaltspflege genommen werden. Öffentliche Krankenanstalten sind weiters verpflichtet, Personen, für die Leistungsansprüche aus der sozialen Krankenversicherung bestehen, als Pfleglinge aufzunehmen.

Die stationäre Akutversorgung ist in hohem Maße in den so genannten „Fonds-Krankenhäusern" konzentriert. Diese werden seit Inkrafttreten der Vereinbarung gemäß Artikel 15a B-VG über die Reform des Gesundheitswesens und der Krankenanstaltenfinanzierung seit dem Jahre 1997 über die Landesfonds des jeweiligen Bundeslandes finanziert und unterliegen den Bestimmungen des Österreichischen Krankenanstalten- und Großgeräteplans (ÖKAP/GGP).

Die Anzahl der systemisierten Betten aller 310 Krankenhäuser im Sinne des Krankenanstalten- und Kuranstaltengesetzes (KAKuG) sank von knapp 80.000 Ende 1992 auf rund 71.700 Ende 2001, davon jene der systemisierten (Akut-)Betten in den rund 150 Fonds-Krankenhäusern von etwa 58.000 Ende 1992 auf rund 52.000 Ende 2001. Zwischen 1997 und 2001 wurden die systemisierten Betten insgesamt um rund 3.400, in den Fonds-Krankenhäusern um rund 2.700 Betten reduziert[14].

Die Zahl der stationären Aufnahmen in den Fonds-Krankenanstalten erhöhte sich im selben Zeitraum um rund zwölf Prozent auf fast 2,2 Mio. im Jahr 2001. Parallel dazu sank die durchschnittliche Aufenthaltsdauer seit 1997 um fast 14 Prozent auf 6,6 Tage im Jahr 2001.

Die kontinuierliche Zunahme der Krankenhausaufenthalte in den letzten Jahren lässt sich durch die steigende Zahl an Eintagspflegen (tagesklinische und halbstationäre Fälle) erklären. Der Anteil der Eintagspflegen an allen stationären Fällen ist zwischen 1995 und 2001 von rund sechs Prozent auf fast zwölf Prozent angewachsen.

---

[14] Gesundheitsbericht 2003 der Bundesministerin für Gesundheit und Frauen an den Nationalrat

Mit dem bisher kontinuierlich vollzogenen Akutbettenabbau wurde hauptsächlich das Ziel der Kostendämpfung im stationären Akutbereich verfolgt. Dieses Ziel steht in Zusammenhang mit der bis Mitte der 1990er-Jahre stark überproportionalen Kostenentwicklung im Krankenhausbereich, die vor allem durch die deutlich verbesserte Personalausstattung, steigende Medikamentenkosten, aber auch durch die Kostenentwicklung im Bereich der medizinisch-technischen Ausstattung begründet war.

Im internationalen Vergleich hat Österreich eine hohe Dichte an Akutbetten.

| Akutbetten pro 1000 EW[15] | |
|---|---|
| | 2003 |
| Österreich | 6 |
| Deutschland | 6,6 |
| Schweiz | 3,9 |
| OECD | 4,1 |

---

[15] OECD HEALTH DATA 2005, www.oecd.org

## 3.1.2 Ärztliche Versorgung[16]

Die Gesamtanzahl der berufstätigen Ärztinnen und Ärzte in Österreich beträgt 38 251. Die Anzahl der Ärztinnen und Ärzte mit Ordinationen beträgt 17 955, davon 9 336 mit § 2 Kassenverträgen (Verträge mit den Gebietskrankenkassen). 6 866 Ärztinnen und Ärzte haben keine Kassenverträge, 1 755 Verträge nur mit einem oder mehreren Sonderversicherungsträgern („kleine Kassen"). 18 602 Ärztinnen und Ärzte sind ausschließlich angestellt. Davon 6 108 als Turnusärzte (Ärzte in Ausbildung). Es gibt 11 515 Ärztinnen und Ärzte für Allgemeinmedizin, von denen 4 393 ausschließlich angestellt sind. 6 161 betreiben eine Ordination, davon 3 909 mit einem Vertrag mit den § 2 Kassen (Gebietskrankenkassen), 1 893 ohne Kassenverträge und 359 mit Verträgen nur mit den Sonderversicherungsträgern („kleine Kassen").

## 3.1.3 Gesundheitsausgaben

Nach der jüngsten, von Statistik Austria im April 2003 durchgeführten Berechnung der Gesundheitsausgaben, betrugen diese im

---

[16] Österreichische Ärztekammer, Statistik September 2004

Jahr 2002 rund € 17,1 Milliarden; der Anteil der Gesundheitsausgaben am Bruttoinlandsprodukt belief sich auf 7,9 Prozent.

Im EU-Vergleich lag Österreich im Jahr 2000 - jenem Jahr, für welches für alle EU-Länder Daten verfügbar sind - nach Daten der OECD (Organisation für Zusammenarbeit und Entwicklung) beim Vergleich des Anteils der Gesundheitsausgaben am Bruttoinlandsprodukt unter dem EU-Durchschnitt von acht Prozent. Einschränkend ist jedoch hinzuzufügen, dass die österreichischen Daten zu den Gesundheitsausgaben nicht ausreichend mit den Daten jener Länder harmonisiert sind, die für den Vergleich herangezogen werden.

Die öffentlichen Gesundheitsausgaben (Ausgaben der öffentlichen Hand und der Sozialversicherungen) werden mit 68,5 Prozent der gesamten Gesundheitsausgaben ausgewiesen, gegenüber dem Jahr 1997 - das ist jener Zeitraum, für den die statistische Datenreihe keine Brüche aufweist - nahm der Anteil der öffentlichen Gesundheitsausgaben um 1,5 Prozentpunkte ab.
Die Gesundheitsausgaben insgesamt stiegen von 1997 auf 2002 um etwas mehr als 20 Prozent an. Bei den Berechnungen der Gesundheitsausgaben ergeben sich Differenzen. Die Berechnung der Gesundheitsausgaben durch Statistik Austria erfolgt gemäß einer von der Organisation für wirtschaftliche Zusammenarbeit und

Entwicklung (OECD) vorgegebenen Systematik („Europäisches System der Volkswirtschaftlichen Gesamtrechnung – ESVG 1995"). Nach dem OECD-Konzept der Volkswirtschaftlichen Gesamtrechnung werden jedoch die Beiträge der Länder und Gemeinden zur Defizitabdeckung bei der Krankenanstaltenfinanzierung nicht berücksichtigt. Diese Nicht-Berücksichtigung von Subventionen bei der Krankenanstaltenfinanzierung gemäß OECD-Konzept ist eine Erklärung dafür, dass das Industriewissenschaftliche Institut (IWI 2002) höhere Gesundheitsausgaben als Statistik Austria ermittelte. Ein weiterer wesentlicher Grund für die unterschiedlichen Ergebnisse liegt darin, dass bei den Berechnungen des Industriewissenschaftlichen Institutes die Ausgaben für die Pflegeheime inkludiert sind, bei Statistik Austria zählen diese Ausgaben jedoch nicht zu den Gesundheitsausgaben, sondern zu den Sozialausgaben.

### 3.1.4 Ausgaben der Krankenversicherung[17]

2001 waren rund acht Millionen Menschen bzw. etwa 99 Prozent der Bevölkerung durch die soziale Krankenversicherung geschützt.

---

[17] Gesundheitsbericht 2003 der Bundesministerin für Gesundheit und Frauen an den Nationalrat

Die Ausgaben der Krankenversicherung beliefen sich auf € 10,4 Mrd., davon entfielen € 9,77 Mrd. auf Leistungen für Versicherte. In der Krankenversicherung entfielen im Jahr 2001 31 Prozent der Ausgaben auf Krankenanstalten, 26 Prozent auf ärztliche Hilfe und 23 Prozent auf Heilmittel, Heilbehelfe und Hilfsmittel. Auf diese drei Versicherungsleistungen entfällt somit das Gros (80 Prozent) der Ausgaben der Krankenversicherung. Im Berichtszeitraum 1999 bis 2001 nahmen prozentuell am stärksten die Ausgaben für „Heilmittel, Heilbehelfe und Hilfsmittel" zu, demgegenüber gingen die Ausgaben für das Krankengeld absolut zurück.

### 3.1.5 Mittelaufbringung im Gesundheitswesen

Die Mittel für das Gesundheitswesen werden aufgebracht durch Krankenversicherungsbeiträge an die Sozialversicherungen, Selbstbehalte wie Rezeptgebühren, Krankenscheingebühren, Behandlungsbeiträge, Selbstbehalte bei Heilbehelfen und Zahnbehandlung, Kostenbeiträge für Spitalsaufenthalte, private Krankenversicherungen, private Ausgaben der Patienten, Leistungen der Pensionsversicherungsanstalt für ambulante und stationäre Behandlungen in eigenen Einrichtungen und der AUVA (Arbeitsunfallversicherung) für ambulante und stationäre Behandlung in eigenen Einrichtungen sowie Mittel des Bundes, der Länder, Gemeinden und Krankenanstaltenträger

### 3.1.6 Finanzierung der Fondskrankenanstalten

Die Länderfonds werden gespeist aus Krankenversicherungsbeiträgen, Bundesmittel aus der Umsatzsteuer und durch Zweckzuschüsse, aus Mitteln der Länder, Gemeinden und Krankenanstaltenträger sowie aus der Abgangsdeckung der Krankenanstaltenträger.

Auf Grund der Kompetenzlage zwischen den Länderkompetenzen und der Bundeskompetenz wird die Finanzierung der Fondskrankenanstalten in Staatsverträgen zwischen der Republik Österreich und den Ländern gem. Art. 15 a B-VG geregelt.

### 3.1.7 Finanzierung des extramuralen Bereichs

In Österreich besteht ein getrenntes Finanzierungssystem zwischen extramuralen und intramuralen Bereich. Die öffentliche Hand ist in die Finanzierung der Krankenanstalten eingebunden, trägt aber nichts zur Finanzierung von Leistungen im extramuralen Bereich bei. Diese wird allein von den Krankenkassen und den Patienten geleistet.

Andererseits sind die Krankenkassen mit ihrem Finanzierungsanteil an der intramuralen Versorgung mit einer Pauschale begrenzt.

## *3.2 Allgemeinmedizinische Versorgung in Österreich*

3.2.1 Zugang zur ärztlichen Versorgung

In Österreich ist die Abstufung der Gesundheitsversorgung grundsätzlich in Form einer Gesundheitspyramide organisiert. Die breite Basis der Pyramide bilden die Ärzte für Allgemeinmedizin, die als Primäransprechpartner die Basisversorgung innehaben und neben der Akutversorgung und Prävention auch die Versorgung chronisch Kranker und Alter zur Aufgabe haben. In der nächst höheren Pyramidenebene sind die niedergelassenen Fachärzte angesiedelt, die im Idealfall auf Zuweisung von Allgemeinmedizinern oder anderer Fachärzte Patienten abklären und mit Behandlungsvorschlägen an die Zuweiser rückverweisen.

Die ambulante fachärztliche Versorgung in Krankenanstalten bildet die nächste Versorgungsebene. Die Aufgaben der Ambulanzen sind im Krankenanstaltengesetz einschränkend festgehalten und beziehen sich – die Krankenbehandlung betreffend - im Wesentlichen auf die Leistung Erster ärztlicher Hilfe, die Fortsetzung einer in der Krankenanstalt erfolgten Pflege, die im Interesse des Behandelten in derselben Krankenanstalt durchgeführt werden muss, die Anwendung von Untersuchungs- und Behandlungsmethoden mit solchen Behelfen, die außerhalb der Anstalt in angemessener Entfernung vom Wohnort des Patienten nicht in geeigneter Weise oder nur in unzureichendem Ausmaß zur Verfügung stehen und nach Zuweisung zur Befunderhebung vor Aufnahme in die Anstaltspflege.

Die stationäre Krankenbehandlung in Krankenhäusern versteht sich als die oberste Pyramidenebene, der die Universitätskliniken die Spitze aufsetzen.

Von den schon oben erwähnten 11 515 Ärztinnen und Ärzte für Allgemeinmedizin betreiben 6 161 eine Ordination, davon 3 909 mit einem Vertrag mit den § 2 Kassen (Gebietskrankenkassen), 1 893 ohne Kassenverträge und 359 mit Verträgen nur mit den Sonderversicherungsträgern („kleine Kassen"). Dabei sind es im Wesentlichen die Kassenvertragsärzte für Allgemeinmedizin, die die breite ambulante medizinische Basisversorgung leisten. Die Patienten können die Vertragsärzte frei wählen und diese innerhalb eines Abrechnungszeitraumes von 3 Monaten bei den Gebietskrankenkassen und der SVA der gewerblichen Wirtschaft, von einem Monat bei den anderen Krankenkassen nur im Ausnahmefall, z.B. bei Wohnortwechsel, im Notfall, bei Urlaubsvertretung, wechseln[18].

Auch für die Inanspruchnahme eines Facharztes gilt, dass in der Regel nur jeweils ein Facharzt eines bestimmten Sonderfachs innerhalb eines Abrechnungszeitraumes, bzw. in ein und demselben Versicherungsfall[19] zulasten der Sozialversicherung beansprucht werden kann.

Fachärztliche Hilfe kann über Zuweisung eines Arztes für Allgemeinmedizin aber auch ohne Zuweisung in Ordinationen niedergelassener Ärzte, in Ambulatorien oder Krankenhausambulanzen erfolgen. Ein von einem Arzt für Allgemeinmedizin an einen Facharzt zugewiesener Patient wird von diesem nach fachärztlicher Untersuchung mit einem Facharztbefund wieder an den Zuweiser rückverwiesen. In manchen Bundesländern steht den Patienten der Gebietskrankenkassen nur eine beschränkte Anzahl an

---

[18] Krankenordnung 1999 der Tiroler Gebietskrankenkasse
[19] Quelle: Krankenordnung 2002 der BVA

Krankenscheinen zum Facharztbesuch zur Verfügung. (z.B. jeweils ein Krankenschein für allgemeine Facharztleistungen und ein Krankenschein für zahnärztliche Leistungen in Tirol).

Fachärzte für Radiologie und medizinisch chemische Labordiagnostik, zum Teil auch Fachärzte für physikalische Medizin können zulasten der Krankenkassen nur nach Zuweisung durch einen Arzt für Allgemeinmedizin oder einem Facharzt eines Sonderfaches aufgesucht werden.

Eine Aufnahme in eine Krankenanstalt erfolgt in der Regel über Zuweisung eines niedergelassenen Arztes für Allgemeinmedizin oder eines niedergelassenen Facharztes soweit es sich nicht um einen Notfall handelt, der unter Umgehung der niedergelassenen Versorgungsstrukturen ins Krankenhaus gelangt.

Bei einer Krankenhausentlassung ist unverzüglich ein Arztbrief anzufertigen, der die für eine allfällige weitere medizinische Betreuung maßgebenden Angaben und Empfehlungen sowie allfällige Anordnungen für die Angehörigen der Gesundheits- und Krankenpflegeberufe im mitverantwortlichen Tätigkeitsbereich zu enthalten hat.

Die Wahlärzte für Allgemeinmedizin sind auch in die Basisversorgung, oft allerdings nur in einem eingeschränkten Ausmaß, eingebunden. Sie bieten oft neben der schulmedizinischen Basisversorgung komplementärmedizinische Methoden an oder ordinieren oft nur in einem zeitlich eingeschränkten Ausmaß.

### 3.2.2 Bereitschaftsdienste

Die Teilnahme an von der Ärztekammer eingerichteten Bereitschaftsdiensten ist für niedergelassene Vertragsärzte verpflichtend. Solche Bereitschaftsdienste sind für niedergelassene Ärzte für Allgemeinmedizin im ganzen Bundesgebiet für die Wochenendversorgung eingerichtet. Über diese Zeit hinaus gibt es für Vertragsärzte keine Verpflichtung zur Erreichbarkeit.

Während es Bundesländer ohne Nachtdienstbereitschaft der Ärzte für Allgemeinmedizin gibt, werden in manchen Bundesländern oder einzelnen Regionen Nachterreichbarkeiten von Ärzten für Allgemeinmedizin freiwillig und unentgeltlich organisiert. Einige Bundesländer (Vorarlberg, Kärnten, Salzburg, Wien,. Niederösterreich) haben allgemeinmedizinische Notdienste während der Nacht, die von Sozialversicherungen, zum Teil unterstützt von Land und Gemeinden, bezahlt werden.

Generell obliegt es den Gemeinde-, Distrikts- oder Sprengelärzten für eine jederzeitige Erreichbarkeit ärztlicher Hilfe zu sorgen. Da nicht definiert ist, welchen Umfang diese ärztliche Hilfe ausmacht, wird diese Bereitschaft oft nur als Erreichbarkeit ärztlicher Hilfe in lebensbedrohlichen Notfällen gesehen, die weitgehend mit entsprechenden Notarztsystemen aufrechterhalten wird.

Damit ergeben sich außerhalb der Ordinationszeiten und in der Nacht oft Lücken in der Erreichbarkeit bei Bagatellunfällen oder plötzlichen Erkrankungen. Diese Versorgungslücken werden meistens von den Krankenhausambulanzen geschlossen.

Fachärztliche Bereitschaftsdienste niedergelassener Fachärzte sind nicht vorgesehen und werden nur in geringem Umfang angeboten (z.B. pädiatrischer Wochenenddienst tagsüber an Samstagen, Sonn- und Feiertagen in Tirol).

Callcenter zur telefonischen Auskunftserteilung an Patienten existieren nicht.

Teleberatung / Fernbehandlung ist in Österreich auf Grund des Ärztegesetzes (§ 49), in dem die Unmittelbarkeit in der Behandlung verlangt wird, verboten.

### 3.2.3 Honorierung

Vertragsärztliche Leistungen werden gem. § 342 (2) ASVG Ärzten für Allgemeinmedizin wie auch Fachärzten grundsätzlich nach Einzelleistungen honoriert. In einzelnen Bundesländern gibt es zu dieser Einzelleistungshonorierung ein Krankenscheinpauschale (vgl. Wien).

Bereitschaftsdienste werden zum Teil pauschal, z.T zusätzlich noch in Einzelleistungen abgegolten.

### 3.2.4 Leistungen zur Integration

Die Vertragsärzte sind gemäß Kassenvertrag verpflichtet, die Krankenkassen in ihren administrativen Tätigkeiten zu unterstützen und die zwischen den Sozialversicherungen und der Ärztekammer vereinbarten Formulare zu verwenden und den Sozialversicherungen im Anlassfall Auskunft zu erteilen.

Ein in den Jahren 1992 – 1994 bestandener Vertrag über die ärztlichen Aufgaben zur krankenhausersetzenden Hauskrankenbehandlung der niedergelassenen Ärzte für Allgemeinmedizin und deren Honorierung wurde nach Ablauf einer zweijährigen Vertragsfrist nicht mehr verlängert und besteht seither nicht mehr. Damit sind alle, auch die oft sehr zeitaufwendigen Leistungen der Ärzte für Allgemeinmedizin, die diese im Sinne einer integrierten Versorgung im Rahmen des Krankenhausaufnahme- und Entlassungsmanagement und der Koordination der ambulanten Dienste erbringen, mit dem Einzelleistungshonorar für eine Ordination oder eine Visite abgegolten.

Bei BVA und VAEB gibt es eine Leistungsposition für administrative und integrative Leistungen wie Angehörigengespräche und Koordination.

Andere Leistungen zur integrierten Versorgung werden von vielen Ärzten besonders im Bereich der Telekommunikation und des elektronischen Befundaustauschs häufig erbracht. Eine gesonderte Honorierung dieser Leistungen ist in den Honorarordnungen nicht vorgesehen.

Ebenso ist die Mitarbeit von Ärzten in Gesundheits- und Sozialsprengeln freiwillig und meist ehrenamtlich.

## 3.3 Studien zu integrierten Gesundheitssystemen in Österreich

### 3.3.1 „Integrierte Versorgung"

Unter diesem Titel wurde im Dezember 2000 eine Machbarkeitsstudie für ein Modellprojekt „Patientenorientierte integrierte Krankenbetreuung (in Wien)" präsentiert[20]. Auftraggeber war der Hauptverband der österreichischen Sozialversicherungsträger Gemeinde Wien (MA L - Dezernat für Gesundheitsplanung und Wiener Krankenanstaltenverbund).

**Zusammenfassung des Projektes**

*Ziele und Nutzen des geplanten Modellprojektes*
Das vorgeschlagene Modellprojekt konzentrierte sich auf Qualitätsverbesserung der Krankenbetreuungsprozesse durch verbesserte Zusammenarbeit der intra- und extramuralen Partner miteinander sowie mit Patienten/Angehörigen (Integration der Krankenbetreuungsleistungen). In der Konzeption des Projektes und der Auswahl der Maßnahmen wurde der Patientenperspektive besonderes Gewicht gegeben (Patientenorientierung). Zur Unterstützung

---

[20] Ludwig Boltzmann-Institut für Medizin- und Gesundheitssoziologie, Endbericht Dezember 2000

der patientenorientierten Prozessoptimierung in der Krankenbetreuung wurden auch einzelne strukturelle Verbesserungen vorgeschlagen.

Umgesetzt sollte das Projekt in der Region Wien-West (14.-17. Bezirk) werden. Im Sinne des Modellcharakters strebte das Projekt auch den Transfer erfolgreicher Verbesserungsmaßnahmen wien- und bundesweit an. Im Einzelnen wurde vorgeschlagen, im Modellprojekt folgende konkrete Qualitätsverbesserungen in der Krankenbetreuung umzusetzen:

1. Bessere Patienten (Angehörigen-)-Orientierung
   - Ermöglichung von Mitarbeit, Mitentscheidung und Mitverantwortung (Koproduktion) von Patienten/Angehörigen im Gesundungs- und Betreuungsprozess
   - Systematische Berücksichtigung der Patientenbedürfnisse im Sinne einer ganzheitlichen Betreuung
   - Verbesserte psychosoziale Unterstützung von Patienten/Angehörigen
   - Bessere Information, Schulung und Beratung für Patienten / Angehörige
   - Verbesserte Reaktivierung und Rehabilitation der Patienten

- Mehr Kontinuität in der Betreuung (z.B. lückenlose Therapien und Betreuungsbeziehungen)
- Möglichst langer Verbleib der Patienten im häuslichen Umfeld
- Höhere Patientenzufriedenheit mit den Betreuungsleistungen
- Höhere Lebensqualität der Patienten

2. Bessere Zusammenarbeit der professionellen Betreuer (Integration)
    - Bessere patientenbezogene Information und Kommunikation zwischen den professionellen Partnern
    - Rechtzeitige Abklärung des sozialen und physischen Umfeldes des Patienten zu Hause in der Planung pflegerischer und therapeutischer Maßnahmen
    - Rechtzeitige Planung und Organisation der poststationären Versorgung
    - Abstimmung von Behandlungs-, Pflege-, und Therapieplänen zwischen den unterschiedlichen professionellen Betreuern
    - Bessere Information und leichterer Zugang zu Informationen über mögliche Betreuungsangebote und die Arbeitsabläufe der professionellen Partner

3. Effizienterer Einsatz der Mittel
- Entlastung für professionelle Betreuer durch mehr Effizienz im Informationsmanagement, in der Kommunikation und Kooperation
- Vermeidung von Doppelleistungen und unnötigen Betreuungsleistungen durch bessere Planung und Abstimmung von Betreuungsleistungen zwischen den professionellen Betreuern
- Vermeidung unnötiger Spitalsaufnahmen und unnötig langer Spitalsaufenthalte

*Die vier Maßnahmenbündel*

Für die Umsetzung dieser Qualitätsverbesserungen wurden *vier Maßnahmenbündel* entwickelt und von den regionalen Partnern als im geplanten Modellprojekt realisierbar eingeschätzt. Die ersten drei Maßnahmenbündel reagieren auf den jeweils spezifischen Versorgungsbedarf unterschiedlicher Patientengruppen. Das vierte Maßnahmenbündel stellt demgegenüber eine unterstützende „Begleitmaßnahme" für die drei anderen Maßnahmenbündel dar.

1) Optimierung der Zuweisungs-, Aufnahme- und Entlassungsprozesse beim „einfachen Routinepatienten"
2) Case Management und Weiterentwicklung multiprofessioneller Betreuungsangebote zu Hause

3) Aufbau von spezialisierten Betreuungsnetzwerken zwischen intra- und extramuralen Anbietern

4) Informationsvernetzung und verstärkte Berücksichtigung von Patientenbedürfnissen in der Region.

*Resümee*

Es ist gelungen, aus zahlreichen lokalen, nationalen und internationalen Projekten eine Reihe von prinzipiell in Österreich umsetzbaren Maßnahmen zur verbesserten Patientenorientierung durch Integration herauszuarbeiten. Es ist weiters gelungen, daraus mit Wiener Experten einen Maßnahmenkatalog für die Region Wien-West zu erarbeiten und breiten Konsens zwischen allen Partnern der Region für einen inhaltlich konkreten Vorschlag über ein Modellprojekt „Patientenorientierte, integrierte Krankenbetreuung" zu erzielen. Das große Engagement der regionalen Partner in der Professions- und Organisationsgrenzen überschreitenden Zusammenarbeit in der Machbarkeitsstudie und das wiederholt deklarierte Beteiligungsinteresse aller spricht auch für eine erfolgreiche Umsetzung des Modellprojektes.

Die Ergebnisse der Machbarkeitsstudie zeigen somit, dass die Durchführung eines Modellprojekts im Sinne einer Qualitätsverbesserung der patientenorientierten Krankenbetreuung durch Integration eine inhaltlich sinnvolle und mit entsprechender projektförmiger Unterstützung auch machbare Weiterentwicklung für das Wiener Gesundheitswesens darstellt. Bei entsprechender Begleitung durch systematische Prozess- und Ergebnisevaluation kann das geplante Projekt als Modell zum Ausgangspunkt für Entwicklungen des Wiener und österreichischen Gesundheitswesen werden.

### 3.3.2 MedTogether – Schnittstellenmanagement zwischen ambulanter und stationärer Versorgung

Dabei handelt es sich um ein österreichweites Projekt des Strukturfonds des Bundes, das in den Jahren 2003 und 2004 umgesetzt wurde.

Im Mittelpunkt von MedTogether steht die Optimierung des Schnittstellenmanagements zwischen ambulanten und stationären Gesundheitseinrichtungen. Dieses betrifft insbesondere die Aufnahme- und Entlassungsabläufe im Krankenhaus unter Einbeziehung der extramuralen Partner. Ziele sind die Optimierung der Aufnahme- und Entlassungsabläufe in Bezug auf eine Verbesserung der Patientenbetreuung, auf eine Steigerung der Effizienz sowie der Zufriedenheit der vor- und nachbetreuenden Einrichtungen.

Zur Teilnahme eingeladen waren alle fondsfinanzierten Krankenanstalten mit ihren Partnern in der extramuralen Versorgung wie niedergelassene Ärzte, mobile Dienste, Rehab-Zentren und Pflegeheime.

Im September 2004 wurde vom Projektbeirat (Expertengremium) dazu ein Positionspapier[21] verfasst, das von allen Projektgruppendelegierten unterstützt wird. Es enthält (An)Forderungen an die Entscheidungsträger und beschreibt Voraussetzungen und Rahmenbedingungen für ein funktionierendes Schnittstellenmanagement. Die (An)Forderungen beziehen sich auf: Zielgruppen, Verbindlichkeiten und Standards, Patientenwahrnehmung, -information und -empowerment, Transparenz durch Monitoring, Evaluation und Information sowie Strukturvoraussetzungen und Finanzierung.

Im Detail behandelt das Positionspapier unter anderem[22]:
- Entlassungsmanagement mit rechtzeitiger Verständigung der extramuralen Dienstleister über den Entlassungstermin
- Standardisierung des Informationstransfers zwischen Krankenhausambulanzen und extramuralen Dienstleistern

---

[21] Bundesministerium für Gesundheit und Frauen, www.bmgf.gv.at
[22] Positionspapier von Projektbeirat & Projektgruppendelegierten September 2004

- Verbesserung der Kooperation zwischen den Berufsgruppen und der Informationsweitergabe an den Schnittstellen

Dazu ist es nötig, die Möglichkeiten der elektronischen Datenübermittlung zu verstärken, auf- und auszubauen.

Zusätzlich zu den Lösungsansätzen an den Schnittstellen sollte auch das Dienstleistungsangebot der mobilen Dienste ebenso wie das der niedergelassenen Ärzte erweitert und differenziert werden. Außerdem wird die Etablierung der Funktion eines „Schnittstellenmanagers" als zielführend angesehen. Dieser Schnittstellenmanager sollte fachliche Kompetenz im Sinne des Wissens über intra- und extramurale Leistungsangebote, die Aufgabenprofile der Berufsgruppen im Gesundheitswesen, Kenntnisse des Sozialrechts und der daraus resultierenden Ansprüche sowie über die unterschiedlichen Leistungsgebarungen der Krankenkassen und deren Bewilligungsverfahren haben.

An persönlicher Kompetenz des „Schnittstellenmanagers" ist die Fähigkeit zur multiprofessionellen und organisationsübergreifenden Zusammenarbeit Grundvoraussetzung.

An strukturellen Maßnahmen ist der Ausbau von Wochenend- und Abendeinsätzen, die Erhöhung der Anzahl von Pflegekräften sowie ein Konzept für den Einsatz von therapeutischen Berufsgruppen der medizinisch technischen Dienste im extramuralen Bereich vorzusehen.

Die Bereitschaft der niedergelassenen Ärzte zur umfassenden Betreuung im extramuralen Bereich soll durch die Schaffung adäquater Abgeltungsmodelle erhöht werden. Dazu ist ein Finanzierungsmodell, welches von mehreren Sektoren des Gesundheitswesens „gespeist" wird, und eine transparente und sachgerechte Mittelverteilung insbesonders beim Transfer von Leistungen anzustreben.

### 3.3.3 Regionales Strukturkonzept Gesundheit Waldviertel

In der Vereinbarung gemäß Artikel 15-a B-VG über die Neustrukturierung des Gesundheitswesens und der Krankenanstaltenfinanzierung sind Maßnahmen zur Verbesserung des Schnittstellenmanagements verankert. Gemäß Artikel 3 dieser Vereinbarung sind von der „Planung des österreichischen Gesundheitswesens" grundsätzlich alle Ebenen und Teilbereiche der Gesundheitsversorgung (insbesondere der stationäre Bereich, der ambulante Bereich und der Rehabilitationsbereich) sowie der Pflegebereich umfasst. Diese Planung hat insbesondere auch die Schnittstellen zwischen den unterschiedlichen Ebenen, Bereichen und Einrichtungen der Gesundheitsversorgung zu berücksichtigen, wobei in der Vereinbarung Maßnahmen zur Förderung des Schnittstellenmanagements vorgesehen sind. Unter anderem sollen auf Ebene der Landesfonds bereichsübergreifende Pilotprojekte vereinbart, durchgeführt und laufend evaluiert werden. Im Sinne dieser Vereinbarung wurde das ÖBIG beauftragt, eine solche Studie gemeinsam mit den Projektteilnehmern Land Niederösterreich, NÖGUS, Ärztekammer für Niederösterreich, und der Niederösterreichischen Gebietskrankenkasse durchzuführen.

Dabei wurde als geographisches Gebiet die Versorgungsregion 32 (Bezirke: Zwettl, Gmünd, Waidhofen/Taya, Horn) ausgewählt.

Als Ziele[23] des Projektes wurde die Gewährleistung einer möglichst gleichmäßigen und bestmöglich erreichbaren, aber auch einer wirtschaftlich und medizinisch sinnvollen Versorgung mit entsprechender Qualitätssicherung, die Entlastung der Fondskrankenanstalten durch Minimierung der Krankenhaushäufigkeit und Belagsdauer und die Gewährleistung einer raschen lückenlosen sowie medizinisch ökonomisch sinnvollen Behandlungskette für

---

[23] Österreichisches Bundesinstitut für Gesundheitswesen (ÖBIG) 21.11.2003

alle Patienten durch Verbesserung des Schnittstellenmanagements definiert.

Nicht zuletzt im Rahmen der um das „Regionale Strukturkonzept Waldviertel" entstandenen Diskussion stellte die Ärztekammer für Niederösterreich fest[24]:

„In der Organisationsstruktur des niedergelassenen Bereiches übernimmt der Arzt für Allgemeinmedizin als dezentrale Versorgungseinheit in unserem Gesundheitssystem die medizinische Erst- und Grundversorgung der Bevölkerung - vor Ort und wohnortnahe. Er soll als „Koordinator seiner Patienten" agieren. Dies bedeutet, dass der Allgemeinmediziner für Facharztkollegen im niedergelassenen Bereich, aber auch für die muralen Einrichtungen, Ansprechpartner und Informationsdrehscheibe für sämtliche Befunde und alle bisherigen medizinischen Daten der jeweiligen Patienten ist. Andererseits ist es notwendig, dass – verpflichtend – sämtliche medizinischen Informationen, die außerhalb der Ordination des Allgemeinmediziners erhoben werden, auf modernen Kommunikationswegen (z. B. mittels elektronischem Befundaustausch) an diesen übermittelt werden, sodass auch der Allgemeinmediziner als Schaltstelle sämtliche patientenrelevanten medizinischen In-

---

[24] Ärztekammer für Niederösterreich Juni 2005, www.aeknoe.or.at

formationen von der Geburt bis zum Ableben seines Patienten jederzeit verfügbar hat."

Die Ärztekammer für NÖ spricht sich für eine Ausweitung der Kassenplanstellen im Facharztbereich aus, um auch die derzeit nicht optimal versorgten Ballungsräume außerhalb der Bezirkshauptstädte verstärkt mit niedergelassenen Fachärzten zu versorgen. Dies entspricht zweifellos auch den, in diversen Studien geäußerten Forderungen der Bevölkerung nach einer wohnortnahen medizinischen Versorgung. Die Ärztekammer spricht sich auch nachhaltig für die Schaffung von modernen Strukturen der Praxisformen unter ärztlicher Leitung wie Gruppenpraxen mit Kassenverträgen, Anstellungsmöglichkeit von Ärzten bei Ärzten u.ä. (eventuell unter Einbindung nichtärztlicher Leistungserbringer) aus.

Instrumente der Regionalisierung der Gesundheitsversorgung in einem patientenpermeablen System bedingen eine dynamische Organisationsstruktur mit der Öffnung der Krankenanstalten für die niedergelassen Ärzte – z.B. Belegarztsystem, innovative Praxisformen, speziell definierte Ambulanzen und Gruppenpraxen, Anstellung von Ärzten bei Ärzten, sowie die Etablierung von Hospiz, Pflege und Übergangseinrichtungen.

Zum patientenorientierten Zusammenwirken der Versorgungsstrukturen wird unter logistischer und qualitätsgesicherter Führung der Ärztekammer die Optimierung von Organisationsabläufen (z.B. Spitalseinweisungen, Entlassungsvorgänge, Versorgungskoordinatoren, Facharzt -und Ambulanzzuweisungen), die Optimierung von Dokumentation – Kommunikation (z.b. elektronische Krankengeschichte, Befunddatenaustausch, Telekonsultation, Telemedizin, unter Beachtung der persönlichen Arzt-Patientenbeziehung, Diagnosen- und Leistungsdokumentation) gefordert.

### 3.3.4 Projekt „Integrierte Gesundheitsversorgung Reutte"

Nachdem die Fragestellungen, die im Projekt „Regionales Strukturkonzept Gesundheit Waldviertel" auch eine mögliche Relevanz für Tirol (Grenzennähe, geringe Bevölkerungszahl, Krankenhaus als Drehscheibe im Gesundheitsbereich, regionale Vernetzungserfordernisse, Gesamtversorgung der Bevölkerung des Außerferns) haben könnte, hat das Land Tirol dieses Projekt ebenfalls 2004 beim ÖBIG (Österreichisches Bundesinstitut für Gesundheitswesen) in Auftrag gegeben. Im Rahmen des Projekts sollte auch eine Analyse des Nahtstellenmanagements (NSM) in der Region sowie Empfehlungen zur organisatorischen Ausgestaltung einer integrativen (überregionalen) Versorgung erfolgen[25]. Das Projektergebnis liegt zurzeit noch nicht vor.

## 3.4 Gesundheitspolitische und gesetzliche Initiativen zur Integration in Österreich

### 3.4.1 Gesundheitsreformgesetz 2005[26]

Im Vortrag vor dem Ministerrat stellt die Bundesministerin für Gesundheit und Frauen Maria Rauch-Kallat fest[27], dass die genannte Reform insbesondere der Verwirklichung des Ziels der Überwindung der strikten Trennung der einzelnen Sektoren des Gesundheitswesens und der Erreichung einer besseren Abstimmung in der Planung, Steuerung und Finanzierung des gesamten Gesundheitswesens dienen soll.

Außerdem soll durch Maßnahmen zur Kostendämmung und Effizienzsteigerung bzw. Steuerung im Gesundheitswesen eine längerfristige Sicherstellung der Finanzierbarkeit des Österreichischen Gesundheitswesens erreicht werden. Zudem hat das Gesundheits-

---

[25] Ergebnisprotokoll der 1. Sitzung der projektbegleitenden Arbeitsgruppe am 16.12.2004
[26] Gesundheitsreformgesetz 2005 BGBl. I Nr. 179/2004
[27] Vortrag an den Ministerrat Wien, 8.11.2004

reformgesetz das Ziel der Unterstützung von Vorsorgemaßnahmen und einer flächendeckenden Sicherung und Verbesserung der Qualität im Österreichischen Gesundheitswesen. In der Vereinbarung gemäß Art. 15 a B-VG über die Organisation und Finanzierung des Gesundheitswesens, die am dem 1. Jänner 2005 in Kraft tritt, wurden die genannten Ziele verankert, so die Ministerin weiter.

Als zentrales Steuerungsinstrument soll eine Bundesgesundheitskommission als Organ einer Bundesgesundheitsagentur die Entwicklung des Österreichischen Gesundheitswesens insgesamt beobachten und durch die Vorgabe von Grundsätzen planen und steuern. Sie soll für die Integration und Kooperation der verschiedenen Gesundheitsbereiche Sorge tragen und strukturelle Veränderungen im Gesundheitswesen forcieren. Damit werden die notwendigen Voraussetzungen geschaffen, um bei Sicherstellung des bisherigen Leistungsniveaus Rationalisierungspotentiale und Synergieeffekte im Gesundheitsbereich zu realisieren.

Zu den Aufgaben der Bundesgesundheitsagentur gehört auch die Leistungsangebotsplanung für die Erbringung von Leistungen in allen Sektoren des Gesundheitswesens, wobei die Qualitätsvorgaben zu berücksichtigen sind, und die Entwicklung geeigneter Formen der Zusammenarbeit von Leistungserbringern. Außerdem ist die Entwicklung und Weiterentwicklung von leistungsorientierten

Vergütungssystemen (ergebnisorientiert, pauschaliert und gedeckelt) unter Berücksichtigung aller Gesundheitsbereiche und die Erarbeitung von alle Sektoren umfassenden Dokumentationssystemen Aufgabe der Bundesgesundheitsagentur. Auch die Rahmenvorgaben für das Nahtstellenmanagement zwischen den verschiedenen Sektoren sind ihre Aufgabe.

Auf Ebene der Bundesländer werden die Landesfonds zu Landesgesundheitsfonds weiterentwickelt. Bei der Wahrnehmung ihrer Aufgaben haben die Landesgesundheitsfonds die Vorgaben der Bundesgesundheitsagentur einzuhalten und die gesamtökonomischen Auswirkungen zu berücksichtigen.

Die Einführung einer österreichweiten Leistungsangebotsplanung in einem Österreichischen Strukturplan Gesundheit (ÖSG) soll den Krankenanstaltenplan und Großgeräteplan ersetzen.

Gleichzeitig bringt das Gesundheitsreformgesetz 2005 im Bereich des Sozialversicherungsrechts eine Verpflichtung des Hauptverbandes der Sozialversicherungsträger an einer regionen- und sektorenübergreifenden Planung, Steuerung und Finanzierung des Gesundheitswesens teilzunehmen, die nötigen Daten an das Bundesministerium für Gesundheit und Frauen zu übermitteln, Mittel für vereinbarte Strukturveränderungen und Projekte zur Leistungsverschiebung zwischen intra- und extramuralem Bereich bereit zu halten. Die Vertragspartner werden verpflichtet die benötigten Daten dem jeweils kostentragenden Versicherungsträger zu übermitteln und der Bundesministerin wird die Verordnungsermächtigung zur Umsetzung einheitlicher Kriterien für das Nahtstellenmanagement zur Sicherstellung eines dem Stand der medizinischen Wissenschaft entsprechenden Behandlungsprozesses eines Krankheitsbildes für den Übergang zwischen einer Anstaltspflege und einer Krankenbehandlung erteilt.

Zur Finanzierung des intermediären Bereichs zwischen intra- und extramuraler Medizin soll ein Reformpool, in den 2005 und 2006 1% und 2007 und 2008 2% aller Mittel des Gesundheitswesens fließen sollen, geschaffen werden.

Die Mitglieder der Landesgesundheitsfonds werden taxativ aufgezählt.

Zu den Lenkungsmaßnahmen gehören die Entlastung der Spitäler mit einer Verlagerung in den niedergelassenen Bereich, Modellversuche (z.B. Modellprojekte fachärztlicher Versorgung); die Entwicklung neuer Kooperationsmodelle, Zielvereinbarungen zu Einsparungsmaßnahmen, Leistungsangebotsplanung für alle Einrichtungen (intra- und extramural), Nahtstellenmanagement und integrierte Versorgungsplanung einschließlich der Versorgungsplanung für den niedergelassenen Bereich.

Die Qualität sollte durch ein sektorenübergreifendes, österreichweites, der Effizienzsteigerung dienendes Qualitätssystem für das österreichische Gesundheitssystem gesichert werden. Dazu soll ein Bundesgesetz zur Qualität von Gesundheitsleistungen die Rahmenbedingungen sicherstellen.

Die Kommunikation im Gesundheitswesen und der Austausch von Gesundheitsdaten soll in einem Gesundheitstelematikgesetz geregelt werden. Dieses soll auch das Informationsmanagement verbessern helfen.

### 3.4.2 Abschluss einer Vereinbarung gemäß Art. 15a B-VG über die Organisation und Finanzierung im Gesundheitswesen[28]

In diesem Staatsvertrag zwischen der Republik Österreich und den Bundesländern, der für die Zeit vom 1.1.2005 bis zum 31.12.2008 abgeschlossen wurde, ist die Leistungsangebotsplanung und eine

---

[28] Gesundheitsreformgesetz 2005 BGBl. I Nr. 179/2004

alle Gesundheitsbereiche umfassende integrative Versorgungsplanung einschließlich des Nahtstellenmanagements vereinbart.

Analog zum Gesundheitsreformgesetz 2005 sind auch die Festlegung des Gesundheitsstrukturplans (ÖSG), die systematische Qualitätsarbeit, die Gesundheitstelematik, die Errichtung der Bundesgesundheitsagentur, die Landesgesundheitsfonds, der Reformpool, die leistungsorientierte Finanzierung auch für den ambulanten Bereich, die Förderung von Gesundheitsvorsorgeprogrammen, die Weiterentwicklung der bestehenden Dokumentation und die Einführung einer bundeseinheitlichen Dokumentation im ambulanten Bereich in dieser Vereinbarung geregelt.

### 3.4.3 Österreichischer Strukturplan Gesundheit (ÖSG)[29]

Im ÖSG, der einen Planungshorizont bis 2010 hat und mit 1.1.2006 den Krankenanstalten- und Großgeräteplan ersetzen soll, wird bei den Planungszielen die umfassende Planung aller Bereiche im Gesundheits- und Sozialwesen (stationär, ambulant, Rehabilitation und Pflege) und das Vorhandensein eines Schnittstellenmanagements als Planungskriterium besonders hervorgehoben.

---

[29] Entwurf zum ÖSG 2005, Wien im Juni 2004

Als Maßnahmen zur längerfristigen Sicherstellung der Finanzierbarkeit des österreichischen Gesundheitswesens durch Kostendämmung werden im ÖSG u.a. neue Organisationsformen in Krankenanstalten aber auch Maßnahmen zur besseren Abstimmung zwischen einzelnen Krankenanstalten sowie dem niedergelassenen Bereich, Vermeidung von Doppelgleisigkeiten und Maßnahmen im niedergelassenen Bereich im Sinne einer regional ausgeglichenen Versorgung vorgeschlagen. Auf der Planungsmatrix sollen auch die Zahlen der niedergelassenen Ärzte, der Spitalsambulanzen und Kassenambulatorien sowie Kriterien zum Nahtstellenmanagement dargestellt werden. Als Planungsziel wird im ÖSG besonders hervorgehoben, dass Akutkrankenanstalten als Kristallisationspunkt der fachärztlichen, stationären und ambulanten Versorgung und als Bezugspunkte der Vernetzung zwischen allen Bereichen dienen sollen und die ambulante fachärztliche Leistungserbringung in fachärztlichen Behandlungszentren an geeigneten Standorten innerhalb und außerhalb der Akutkrankenhäuser erfolgen sollte. Dadurch sollte in allen Versorgungsregionen ein ausgeglichenes fachärztliches Versorgungsniveau bei gleichzeitiger flächendeckender und dezentraler Versorgung mit Ärzten für Allgemeinmedizin gewährleistet werden.

Unter den Planungszielen sind weiters besonders die Planungsziele für den Rehabilitationsbereich und für den Pflegebereich (mobile

Dienste, Kurzzeitpflege, Tagespflege), das Planungsziel der Vernetzung der verschiedenen Bereiche, die Finanzierung dieser Bereiche in einem vereinheitlichten Gesamtkonzept, die Erbringung hochwertiger Leistungen dort wo sie am kostengünstigsten erbracht werden können und die Einführung eines Aufnahme- und Entlassungsmanagements als Teil eines allgemeinen Schnittstellenmanagements hervorzuheben.

### 3.4.4 Chefarztpflicht neu[30] - E-card [31] - Vorsorgeuntersuchung neu[32]

Auch diese drei Neuerungen im österreichischen Gesundheitswesen müssen den Bestrebungen nach Integration der Versorgung im Sinne von Managed Care zugerechnet werden.

Bei der Chefarztpflicht neu werden frei verschreibbare Medikamente in Positivlisten geführt. Dabei wird unterschieden zwischen Medikamenten, die gänzlich frei und solche, die nur unter bestimmten Kautelen (Indikationen, Facharztverordnung) und mit entsprechender Dokumentation der Einhaltung dieser Kautelen verschreibbar sind. Im Rahmen einer späteren Überprüfung der ärztlichen Dokumentation und Verordnungsentscheidung durch die

---

[30] § 31 und § 350 ASVG
[31] §31c und § 609 (9a) ASVG
[32] § 132 b ASVG

Sozialversicherungen soll kontrolliert werden, ob sich der verordnende Arzt systemkonform verhalten hat. Bei Fehlverhalten sind Strafen von der Verwarnung über einen finanziellen Rückersatz bis zur Vertragskündigung möglich.

Das E-card System besteht aus einer Krankenversicherungskarte, mit der auf elektronischem Wege der Versicherungsstatus und damit die Anspruchsberechtigung abgefragt werden kann. Über die reine Abfrage der Anspruchsberechtigung hinaus meldet das System auch zurück, ob im Abrechnungszeitraum schon ein anderer Arzt der gleichen Fachrichtung aufgesucht wurde und verhindert damit, wenn nicht ein Sonderfall (z.B. Urlaubsvertretung, Notfall) vorliegt, die Inanspruchnahme von Leistungen zu Lasten der Sozialversicherung.

Die „Vorsorgeuntersuchung neu" soll neue präventive Akzente setzten. So sind neben der klassischen Risikofaktorensuche (Herz-Kreislauf, Krebserkrankungen) besonders Lebensstiländerungen (z.B. im Suchtmittelgenuss) Ziel des neuen Programms.

## 3.5 Beispiele integrierter Gesundheitssysteme in Europa

### 3.5.1 Allgemeines über Aufbau, Steuerung, Finanzierung und Herausforderungen europäischer Gesundheitsversorgungssysteme

Die tradierten Formen der Gesundheitsversorgung in Europa unterscheiden sich grundsätzlich in der Art der Mittelaufbringung zur Finanzierung des Systems.

Für ein hauptsächlich freies, eher marktorientiertes System steht das Gesundheitswesen der Schweiz, in der frei wählbare private Krankenversicherungen ihre Dienste anbieten. Die Bevölkerung ist gesetzlich verpflichtet, eine Mindestversicherung in Anspruch zu nehmen. Dadurch ist sichergestellt, dass jeder Schweizer Staatsbürger krankenversichert ist.

Eine zweite Gruppe Europäischer Staaten begründet ihr Gesundheitssystem auf den Gedanken des Deutschen Reichskanzlers Otto von Bismarck, der vor mehr als hundert Jahren die Sozialversicherung einführte. In diesen Staaten gibt es auf Sozialversicherungsgesetzen beruhende Krankenkassen, denen die Versicherten entweder ohne Wahlmöglichkeit, z.B. berufsständisch, zugeordnet sind (Pflichtversicherungen) oder die sie im Rahmen einer Versicherungspflicht frei wählen können. Beispielländer sind Deutschland und Österreich. Im Bismarck Modell sind die Krankenkassen die wichtigsten Kostenträger. Die Leistungen werden durch öffentliche und private Stellen erbracht. Es besteht damit eine Trennung zwischen Leistungserbringung und Finanzierung.

Eine dritte Form der Finanzierung von Gesundheitsleistungen beruft sich auf den britischen Politiker und ehemaligen Direktor der London School of Economics William Beveridge. Beveridge ist der Begründer der steuerfinanzierten Gesundheitssysteme, deren Vertreter das National Health Service (NHS) in Großbritannien aber auch die Versorgungssysteme der nordeuropäischen Länder sind. Das Beveridge Modell beschreibt ein System, in dem das Gesundheitswesen hauptsächlich durch allgemeine Steuern finanziert wird und die Leistungen unter der Aufsicht einer öffentlichen Institution, häufig auch durch öffentliche Leistungserbringer, erbracht werden.

Allerdings geschieht die Zuordnung der meisten der Europäischen Länder in diese Systeme nur entsprechend der Grundstruktur, nach der die überwiegende Finanzierung des Gesundheitswesens erfolgt. In der tatsächlichen Mittelaufbringung kommen häufig

Mischformen zwischen Sozialversicherungssystemen, staatlicher Finanzierung und privaten Versicherungsangeboten vor.

Besonders die Trennung zwischen der Finanzierung durch private Versicherungen oder gesetzlichen Krankenkassen und der Leistungserbringung durch private Leistungsanbieter birgt die Gefahr von Desintegration und Ineffizienz. Deshalb erfordern diese Systeme neue Formen der Steuerung zur Bewältigung der gesundheitspolitischen Herausforderungen der Zukunft und zur Steigerung von Effizienz und Effektivität im Gesundheitswesen.

Aber selbst Systeme, in denen Finanzierung und Leistungserbringung in einer Hand liegen, stehen vor der Herausforderung die zunehmende Arbeitsteiligkeit der medizinischen Versorgung und die damit verbundenen Koordinations-, Kommunikations- und Effizienzprobleme durch neue integrative Systeme und deren Steuerung zu lösen.

In beiden Fällen sind es Steuerungssysteme im Sinne von Managed Care, in denen die Steuerung vom Kostenträger übernommen wird und ein Teil des finanziellen Risikos auf die Leistungserbringer - unter Einbindung des Leistungsempfängers - übertragen wird. Damit soll die traditionelle Trennung von Leistungserbringer und

Finanziers der Leistung beendet und die Trennung von medizinischer und ökonomischer Verantwortung überwunden werden.

Dabei werden verschiedene Instrumente von Managed Care je nach den Notwendigkeiten des betroffenen Gesundheitssystems sowie der Akzeptanz in der Bevölkerung mehr oder weniger eingesetzt.

### 3.5.2 Steuerungsinstrumente in Managed Care Systemen

Steuerungsinstrumente auf der Anbieterseite sind Fallpauschalen, Pauschale für Leistungsbündel, Kopfpauschale oder Festgehälter.

Steuerungsinstrumente auf der Nachfragerseite sind fixe Selbstbehalte, prozentuelle Zuzahlungen oder Bonus-Malus-Systeme.

Eine Steuerung der Inanspruchnahme geschieht über „Triagetelefone", einem meist ärztlichen Erstkontakt in Form telefonischer Beratung vor der Inanspruchnahme einer Behandlung. Ebenso kann ein verpflichtender Erstkontakt mit einem Hausarzt als „Gatekeeper" zur Steuerung der Inanspruchnahme und damit der „Patientenkarriere" beitragen.

Es kann aber auch ein Case Manager eingesetzt werden, um eine patientenbezogene Steuerung im Diagnose- und Behandlungsverlauf sicher zu stellen.

Im Disease Management sind es verpflichtend anzuwendende, standardisierte, medizinisch und ökonomisch aufeinander abgestimmte Untersuchungs- und Behandlungsabläufe, die steuernd wirken.

Steuerungsmöglichkeiten über die Qualität der Leistung bieten genaue Auswahlkriterien der Leistungserbringer, Leitlinien, Outcomes Research und Qualitätszirkel.

Eine Einschränkung der Wahlmöglichkeit unter den Leistungserbringern bei gleichzeitiger Reduktion der Versicherungsprämien oder anderer Bonifikationen bieten Preferred Provider Organisationen, HMO und Hausarztsysteme als Steuerungsinstrument an.

### 3.5.3 Beispiele integrierter Versorgung in der Schweiz

### 3.5.3.1 Das Gesundheitswesen in der Schweiz[33]

In der Schweiz ist jeder Einwohner gemäß Krankenversicherungsgesetz obligatorisch für die Behandlungskosten bei Krankheit versichert. Die Zahlung der Prämie ist Sache des Versicherten.

Es gibt keine staatliche Krankenkasse, da die Krankenkassen privatwirtschaftliche Unternehmen sind. Jede Krankenkasse ist aber gesetzlich verpflichtet, jeden in die Grundversicherung aufzunehmen, der einen entsprechenden Antrag stellt und im Tätigkeitsgebiet der Kasse seinen Wohnsitz hat. Der dadurch möglicherweise entstehende Wettbewerbsnachteil von Kassen, die auf Grund des Alters oder des Morbiditätsrisikos ihrer Versicherten ein erhöhtes Versicherungsrisiko haben, wird mit einem Risikoausgleich aus einem speziellen Fonds teilweise ausgeglichen. Für die Zusatzversicherung, das sind alle Leistungen, die über die gesetzliche Grundversicherung hinausgehen, sind die Kassen hingegen frei in der Gestaltung der Verträge und der Auswahl der Versicherten. Sie können hier die Prämien frei festlegen und Interessenten abweisen. Der Dachverband der Kran-

---

[33] Steininger-Niederleitner M., Sohn St., Schöffski O.: Managed Care in der Schweiz und Übertragungsmöglichkeiten nach Deutschland. Burgdorf 2003

kenversicherer ist die Santésuisse. Die Schweiz ist nach den USA ein Pionierland von Managed care. Schon 1990 wurde die erste Health Maintenance Organization (HMO) gegründet, nachdem man sich schon seit 1985 mit Modellen beschäftigt hatte; weitere HMO folgten später. Dazu kamen immer mehr Hausarztmodelle.

Die Finanzierung der staatlichen Krankenhäuser erfolgt einerseits durch Bezahlungen der Behandlungen, andererseits durch Zuschüsse der Kantone oder Gemeinden. Wegen dieser teilweisen kantonalen Finanzierung verlangen alle staatlichen Krankenhäuser von Einwohnern des Standortkantons niedrigere Taxen als von Auswärtigen. Wegen dieser unterschiedlichen Kosten deckt die gesetzliche Grundversicherung jeweils nur die Behandlung in der allgemeinen Abteilung in einem Krankenhaus im Wohnkanton. Ausnahmen dazu sind Notfallbehandlungen und Behandlungsleistungen, die im Wohnkanton gar nicht angeboten werden.

Die Finanzierung der Privatkrankenhäuser erfolgt in der Regel nur aus den Behandlungstaxen, die deshalb wesentlich höher sind als die in den allgemeinen Abteilungen der staatlichen Krankenhäuser. Die gesetzliche Grundversicherung deckt die Behandlung in solchen Privatkliniken nicht.

Ambulante Behandlungen dagegen werden von der Grundversicherung in der ganzen Schweiz und bei jedem zugelassenen Leistungserbringer gedeckt. Dies sind neben frei praktizierenden, niedergelassenen Ärzten auch Ambulatorien der staatlichen und privaten Krankenhäuser.

*Unfälle*

Für Behandlungskosten bei Unfällen ist jeder Angestellte nach dem Unfallversicherungsgesetz obligatorisch versichert. Neben der selbständigen Unfallversicherung des öffentlichen Rechts Schweizerische Unfallversicherungs-Anstalt (SUVA), bieten auch die meisten privaten Versicherungskonzerne Unfallversicherungen nach UVG an. Es ist Aufgabe des Arbeitgebers alle Angestellten zu versichern. Die Versicherungsbeiträge für Arbeitsunfälle werden vom Arbeitgeber getragen, die für Freizeitunfälle vom Versicherten. Wer nicht angestellt ist und auch keine private Unfallversicherung möchte, kann sich bei seiner Krankenkasse zusätzlich gegen Unfälle versichern lassen.

*Zahnbehandlung*

Zahnarztbehandlungen werden von den Krankenkassen nicht getragen und müssen durch eine private Versicherung abgegolten werden.

Die Schweizer wenden 11,2 % des BIP für ihr Gesundheitswesen auf. Damit liegt die Schweiz im Europäischen Spitzenfeld bei den Gesundheitsausgaben und deutlich über Österreich und Deutschland.

*Aufbringung der Mittel*

Die umfassende Grundversicherung ist seit 1997 für alle Einwohner obligatorisch. Die Monatsprämie 2005 für Erwachsene ab 26 Jahren beträgt im Schnitt 290 Fr. Die Grundversicherung umfasst ambulante, stationäre und teilstationäre Behandlung, Rehabilitationsmaßnahmen, verordnete Arzneien, Mutterschaftsleistungen, medizinische Vorsorge und Badekuren. Die im Rahmen der Grundversicherung zugelassenen Leistungserbringer sind u.a. Spitäler, Ärzte, Apotheker, Chiropraktiker, Hebammen, Pflegeheime und Laboratorien.

Es gilt für alle Leistungserbringer, dass diese nur nach ärztlicher Anordnung für die soziale Krankenversicherung tätig sein dürfen. Für die Leistungserbringer gilt das Prinzip der Gewerbefreiheit. Dies bedeutet, dass die „Kassenfähigkeit" der Ärzte an keine besonderen gesetzlichen Vorschriften gebunden ist sondern durch die Anerkennung und die Anwendung der kantonalen Tarifbestimmungen realisiert wird. Sie sind gemäß Krankenversicherungsgesetz auch zur Einhaltung des Leistungsaspekts verpflichtet.

Die zwischen Versicherer und Leistungserbringer vereinbarten Honorare können Einzelleistungstarife oder Pauschaltarife sein. Die Einzelleistungstarife beruhen auf einer gesamtschweizerischen Tarifstruktur.

Die Krankenkassenbeiträge muss jeder selbst bezahlen. Die Höhe der Prämie ist nicht vom Lohn abhängig, sondern wird von der betreffenden Krankenkasse je nach Region festgelegt und unterliegt der Genehmigung durch das Bundesamt für Gesundheit. Personen mit niedrigem Einkommen bekommen einen staatlichen Zuschuss zu den Prämien.

Dazu gibt es freiwillige Zusatzversicherungen, bei denen die Versicherer die Prämien je nach individuellem Risiko des Versicherten abstufen können. Im Gegensatz zur Grundversicherung kann der Krankenversicherer bei den Zusatzversicherungen die Neuaufnahme ablehnen.

Die Prämie der Unfallversicherung wird bei Angestellten direkt vom Lohn abgezogen und ist in der Höhe vom Lohn abhängig.

Von den gesamten Kosten des Gesundheitswesens werden rund 2/3 direkt oder indirekt durch die Privathaushalte und nur noch 17% durch die öffentliche Hand getragen.

Für die Behandlung im Krankenhaus zahlt jeder erwachsene Patient die ersten 300 Franken an Arzt- und Krankenhausrechnungen pro Jahr selbst. Diese so genannte Franchise kann man freiwillig auf bis zu 2500 Franken pro Jahr erhöhen. Dafür bekommt man eine gewisse Prämienermäßigung.

Für die ambulante Behandlung besteht ein Selbstbehalt von 10% bis maximal 700 Franken pro Jahr, den der Patient selber zahlen muss.

31,5% der Gesamtausgaben werden durch Kostenanteile der Patienten aufgebracht.

Die Gesundheitskosten sind in den letzten Jahrzehnten schneller angestiegen als die allgemeine Teuerung und auch schneller als das Brutto-Inlandprodukt (BIP). Der Staat hat sich in den letzten Jahren aus der Finanzierung der Krankenanstalten leicht zurückgezogen. Dies führt zu Mehrbelastungen für die Krankenkassen, die versuchen, diese über die Prämien auf die Versicherten zu überwälzen. Als Gründe für die Kostensteigerungen werden unter anderem die unterentwickelte Prävention, ungenügende Qualitätssicherung, falsche Finanzanreize, die Macht der Interessenverbände, die gestiegene Anspruchshaltung der Konsumenten und der Leistungserbringer, hohe Arzt- und Zahnarzteinkommen, das „Wettrüsten" der Krankenhäuser im Konkurrenzkampf, zu hohe Medikamentenpreise, zu hohe

Arzt-, Spital- und Gerätedichte sowie unnötige Operationen, Untersuchungen, Medikamente, Arztbesuche und zu lange Krankenhausaufenthalte aber auch unzureichende Integration besonders durch mangelnde Koordination angeführt.

Die politischen Gegenmaßnahmen konzentrierten sich bisher vor allem auf die Leistungserbringer und hier auf Krankenhäuser und frei praktizierende Ärzte. Beispielsweise besteht aktuell ein Zulassungsstopp, der seit 2002 keine neuen Praxen mehr erlaubt. Auch Krankenhausschließungen wurden durchgeführt.

Eine sehr kontrovers diskutierte Maßnahme betrifft die Aufhebung des Vertragszwanges (Kontrahierungszwanges) mit den niedergelassenen Ärzten. Das hieße, dass die Versicherungen nur noch die Honorare der ihnen genehmen Ärzte bezahlen müssten.

Neben strengeren Zulassungsbestimmungen sind es die Förderung von HMOs (Health Maintenance Organizations), Hausarztmodellen und Gemeinschaftspraxen, Qualitätszertifizierung und die Aufhebung oder Einschränkung der sogenannten Selbstdispensation, d.h. des direkten Verkaufs von Medikamenten durch frei praktizierende Ärzte, wie er in der Schweiz in einem Teil der Kantone noch üblich ist. In der Förderung von Präventionsmaßnahmen und der Erstellung von Guidelines sollten zwei weitere Instrumente für Managed Care etabliert werden.

Auf Patientenseite sind Erhöhungen der Franchise und des Selbstbehalts sowie eine Reduktion des Grundleistungskatalogs, also der Pflichtleistungen der Krankenversicherer im Gespräch.

Krankenhaus-Finanzierungssysteme mit Fallpauschalen sollen die Kosten ebenso senken helfen wie die Förderung der Generika. In der Schweiz sind zudem Versandapotheken und der Mehrfachbesitz von Apotheken zugelassen.

### 3.5.3.2 Integrierte Versorgung

Seit den siebziger Jahren des letzten Jahrhunderts beschäftigt man sich in der Schweiz mit integrierten Gesundheitsversorgungsmodellen. Dies führte zur ersten HMO im Jahr 1990 durch die Interessensgemeinschaft für alternative Krankenversicherungsmodelle IGAK[34], der rasch weitere folgten, sodass es 1995 bereits ca. 80 000 eingeschriebene Versicherte in HMOs gab. 1994 wurde unter dem Namen WintiMed das erste Hausarztmodell in Winterthur eröffnet. Bereits

---

[34] Kocher, G., Oggier, W., Gesundheitswesen in der Schweiz 2004 – 2006, 2004

1997 gab es in der Schweiz ca. 250 000 Versicherte und ca. 1500 Hausärzte, die an Hausarztmodellen beteiligt waren.

Um diese Entwicklung zu fördern wurde auch das Krankenversicherungsgesetz (KVG) geändert. Besonders die Schaffung der Möglichkeit für die Versicherungen zur Einschränkung der Auswahl der Leistungserbringer, konnte die Versicherten verpflichten, im Krankheitsfall zuerst einen bestimmten Arzt „Gatekeeper" aufzusuchen. Die für die Versicherten entstandenen Einsparungen können nach Art. 62 Abs.1 KVG in Form von Prämienvergünstigungen an die Versicherten weitergegeben und damit der Wettbewerb zwischen Leistungserbringern und Versicherten gefördert werden.

Managed Care Organisationen übernehmen in der Schweiz die Aufgabe der Integration im Gesundheitswesen besonders an den Schnittstellen zwischen Leistungserbringern und Kostenträgern aber auch in der Organisation der Leistungserbringung als Betreiber von HMOs. Sie schließen mit Versicherungen Verträge ab, treten selbst nicht als Versicherer auf.

Eine dieser Organisationen ist SanaCare, die im Auftrag der 2 Versicherungen CONCORDIA und Wincare auf Basis von Managed Care Prinzipien sechs HMOs mit rund 25000 Versicherten und 35 Hausarztnetze mit 1500 Hausärzten und 145 000 Versicherten betreibt.

Ziel ist es - so die Eigendefinition[35] -, neue, qualitativ hoch stehende und für alle bezahlbare Versorgungssysteme im Gesundheitswesen anzubieten; dies unter Miteinbezug von Patienten, Leistungserbringern und Krankenversicherern. Dabei werden die Integration der Behandlungskette, die Erhöhung des Nutzens für die Versicherten und eine partnerschaftliche Kooperation zwischen den Leistungserbringern und Sana Care angestrebt.

In HMOs sind Ärzte verschiedener Fachrichtungen, Gesundheitsschwestern, Praxisassistentinnen und Physiotherapeuten tätig. Zum weitern Leistungsangebot der HMOs gehören Labor, Röntgen sowie administrative Beratung und Betreuung.

Zu den Leistungen vieler HMOs gehört auch die telefonische Beratung. Die HMOs können als Staffmodell, d.h. mit angestellten Leistungserbringern, oder aber auch mit selbständig niedergelassenen oder in Gruppenpraxen organisierten Leistungserbringern arbeiten.

Den Versicherten wird ein Hausarzt als „Gatekeeper" zur Verfügung gestellt, der meist frei wählbar ist und gewechselt werden kann. Dieser ist der erste Ansprechpartner und hilft dem Versicherten die adäquate Versorgungsleistung zu erhalten. Die Ärzte werden meist nach

---

[35] SanaCare Homepage. (2005) www.sanacare.ch

Capitation, also mit einer Kopfpauschale, bezahlt. Der Vorteil für die Versicherten liegt in einer reduzierten Versicherungsprämie bis zu 20%, teilweise auch, dass die Versicherungen auf Jahresfranchise und Selbstbehalt verzichten. Der Nachteil ist die eingeschränkte Arztwahl.

Hausarztnetze sind regionale Netze, die aus einzelnen Praxen von Grundversorgern wie Allgemeinmedizinern und Allgemeininternisten bestehen. Diese sind meist in Vereinen aber auch in Kapitalgesellschaften organisiert. Die Ärztegruppe schließt einen Vertrag mit einer oder mehreren Krankenversicherungen und übernimmt für deren Versicherte unter anderem eine Gatekeeperfunktion. Die Verträge zwischen Krankenkassen und Ärzten sind für die gesamte Schweiz standardisiert. Die Tätigkeit der Ärzte ist von einer hohen Eigenverantwortung und einer engen Arzt- Patientenbeziehung gekennzeichnet.

Wenn auch die Einbindung der Ärzte in die ökonomische Verantwortung eines der Ziele dieser Hausarztnetze ist, so gibt es auch Verträge, in denen Hausärzte keine Risikoübernahme eingehen müssen. In diesen existieren Verträge mit Hausarztnetzen, in denen die Hausärzte nur administrative Aufgaben und Verpflichtungen zu Qualitätssteigerungen übernehmen, jedoch kein wirtschaftliches Risiko mittragen (weiche Systeme). Andere hingegen dehnen die Risikoübernahme sogar auf die Gesamtkosten einer Behandlung bis hin zu den Kosten durch externe Leistungserbringer und Spitäler aus. Bonuszahlungen gleichen die Risikoübernahme aus. Dem Versicherten werden Prämienreduktionen geboten. Er muss dafür vor jeder Inanspruchnahme einer medizinischen Leistung seinen Hausarzt kontaktieren, der den Behandlungsablauf koordiniert und steuert.

Wichtig ist in HMOs und Hausarztnetzen die Qualitätssicherung. Die Teilnahme an Qualitätszirkel und Fallbesprechungen ist obligat. Kooperation und Kommunikation, besonders auch im elektronischen Datenaustausch, innerhalb dieser Netzwerke sollten zusätzlich zur Qualitätssteigerung beitragen.

Preferred Provider Organisationen (PPO) ergänzen als weitere Managed Care Instrumente HMOs und Hausarztnetze. Durch Kostenvergleiche und Verträge mit externen Leistungserbringern werden zusätzliche Kosteneinsparungen ermöglicht.

Das Schweizerische Gesundheitsobservatorium[36] fasst seine Eindrücke zu Integrierter Versorgung und Managed Health Care wie folgt zusammen:

---

[36] Schweizerisches Gesundheitsobservatorium. (2001) www.obsan.ch

Unter Managed Care werden Maßnahmen und Institutionen verstanden, die der Planung und der Durchführung einer integrierten und ganzheitlichen Versorgung dienen, und dabei die Behandlung über alle Sektoren hinweg optimieren. Bisher dominiert eine auf einzelne Leistungserbringer und Sektoren (Grundversorgung, ambulante Spezialversorgung, stationärer Bereich etc.) beschränkte Optik und Interessenspolitik. Obschon zurzeit in der Schweiz Managed Care-Institutionen wie Gatekeeper-Modelle (HMOs, Hausarztmodelle, Versorgungs-Netzwerke), Case Management oder integrierte Versorgungsmodelle bei bestimmten chronischen Krankheiten erst einen kleinen Teil der Bevölkerung erreichen, haben sie ein großes zukünftiges Entwicklungspotential.

Das Gesundheitsobservatorium möchte diese Entwicklung beobachten und analysieren in Zusammenarbeit mit dem Bundesamt für Sozialversicherung, das dazu mehrere Studien durchgeführt hat. Die staatlich festgelegten Randbedingungen, wie z.B. die Möglichkeiten der Prämienreduktion, die Art der Spitalsfinanzierung und der Kontrahierungszwang zwischen den praktizierenden Ärzten und den Krankenkassen, haben einen maßgeblichen Einfluss auf die Entwicklungsmöglichkeiten von Managed Care in der Schweiz.

Insgesamt sind zurzeit 450 000 Versicherte, das sind 6%[37] der Bevölkerung in Managed Care Produkten eingeschrieben. Nach ursprünglich stark ablehnender Haltung drängen heute die niedergelassenen Spezialärzte vermehrt darauf, Teil des Managed Care Systems zu sein. Dies führt sogar dazu, dass die Frage aufgetreten ist, ob auch Spezialärzte neben den Grundversorgungsärzten (Allgemeinmedizin, allgemeine Innere Medizin) „Gatekeeper" sein können. Ein Anliegen, dem die Krankenversicherer eher kritisch gegenüberstehen.

### 3.5.4 Beispiele integrierter Versorgung in Deutschland

#### 3.5.4.1 Das Gesundheitssystem in Deutschland

Das deutsche Gesundheitswesen fußt auf dem Sozialstaatsprinzip, welches die Sicherstellung der medizinischen Versorgung der gesamten Bevölkerung verfolgt. Dabei trifft die Kommunen die Pflicht zur Zusammenarbeit zur Sicherstellung der Krankenhausversorgung, die Kassenärztlichen Vereinigungen und die Krankenkassen zur Sicherung der ambulanten Versorgung.

---

[37] Kocher, G., Oggier, W., Gesundheitswesen in der Schweiz 2004 – 2006

Im Sinne des Selbstverwaltungsprinzips obliegt es der Selbstverwaltung für Art, Menge und Qualität der Gesundheitsleistungen zu sorgen. Elemente der Selbstverwaltung sind die Verbände der Krankenkassen, der Ärzte und der Krankenhäuser.

In der medizinischen Versorgung gilt das Subsidiaritätsprinzip, das den Versorgungsauftrag immer an die vorgelagerte Versorgungsstufe überträgt, die in der Lage ist diese Versorgung zu erbringen. Erst nach Ausschöpfung dieser Möglichkeit geht die Leistungserbringung an die nächste Versorgungsstufe über. Ziel ist es, ein hohes Maß an Eigenvorsorge und Eigenverantwortung bei den einzelnen Leistungserbringern zu erreichen.

Das Prinzip der solidarischen Finanzierung verfolgt den Weg, dass jeder unabhängig von seiner finanziellen Leistungsfähigkeit zu Finanzierung der Gesundheitsversorgung beiträgt. Die Beitragszahlungen in die gesetzliche Krankenversicherung werden, in Höhe eines bestimmten Prozentsatzes des monatlichen Einkommens, von Arbeitgebern und Arbeitnehmern zu gleichen Teilen getragen. Bei Arbeitslosigkeit oder Pension beteiligt sich der Staat an den Beitragszahlungen. Das ökonomische Risiko der Erkrankung trägt die Versicherung.

Neben der Krankenversicherungspflicht für die Bevölkerung besteht ein Kontrahierungszwang für die Versicherung. Ein Diskriminierungsverbot verhindert eine Risikoselektion durch die Versicherung. Unterschiedliches Risiko, das sich aus dem Kollektiv der Versicherten ergibt, wird durch einen Solidarausgleich ausgeglichen.

Die Leistungserbringung erfolgt in der Regel im Sachleistungsprinzip. Die Gesundheitsleistungen werden nicht von den Krankenversicherungen sondern von externen Leistungserbringern erbracht. Hier gilt die freie Arztwahl innerhalb der Vertragsärzte der Versicherungen und für den Arzt die Freiheit der Wahl der Methode.

Das Gesundheitssystem in Deutschland baut auf staatlichen und nichtstaatlichen Institutionen und auf Personen auf. Im internationalen Vergleich verfügt Deutschland über eine überdurchschnittlich große Zahl an Ärzten, Fachärzten, Zahnärzten, Pflegepersonen und Krankenhausbetten. Dazu kommen Angehörige anderer Heilberufe, Apotheker und ihr Personal.

Daneben sind der Staat (Bund, Länder und Gemeinden), die Krankenversicherungen, die Unfall-, Pflege- und Rentenversicherung, die Kassenärztlichen Vereinigungen, die Arbeitgeber und Arbeitnehmer und ihre Verbände, weitere im Gesundheitswesen tätige Interessensverbände und nicht zuletzt die Patienten, z. T. vertreten durch Patientenverbände und Selbsthilfeorganisationen am Gesundheitswesen beteiligt.

Die Versorgungsleistungen umfassen unter anderem ambulante und stationäre Behandlungen, Zahnbehandlung, Medikamente, Heil- und Hilfsmittel. Die Vergütung erfolgt über Festbeträge, Einzelleistungen auf Basis eines Bewertungsmaßstabs, Kopf- oder Fallpauschalen oder aus verschiedenen Kombinationen.

Im stationären Bereich sehen die Verträge zwischen Krankenhausträger und Krankenkassenverbänden Pflegesätze aus Fallpauschalen, Sonderentgelten und Abteilungs- und Basispflegesätzen vor. Das Versorgungsangebot wird abgesehen von staatlichen Krankenhäusern weitgehend privat erbracht.

Es dominieren freie Berufe wie Ärzte und Apotheker sowie private Großunternehmen (z. B. in der pharmazeutischen oder medizintechnischen Industrie). Krankenhäuser werden häufig in gemeinnütziger Trägerschaft geführt, jedoch zunehmend privatisiert. Der Staat beteiligt sich als Leistungserbringer nur nachrangig in Form von Gesundheitsämtern, kommunalen Krankenhäusern oder Hochschulkliniken. Im internationalen Vergleich auffallend ist die weitgehende Trennung in ambulante und stationäre Versorgung.

*Finanzierung des Gesundheitssystems in Deutschland*

Das deutsche Gesundheitssystem wird überwiegend durch Versicherungsbeiträge finanziert, die - mit einigen Ausnahmen- paritätisch von Arbeitnehmern und Arbeitgebern aufgebracht werden. Knapp 90 % der Bevölkerung sind in der Gesetzlichen Krankenversicherung (GKV) versichert. Die Beiträge orientieren sich an der Höhe des jeweiligen Einkommens. Familienmitglieder sind unter bestimmten Bedingungen beitragsfrei mitversichert. Der Leistungsanspruch ist unabhängig von der Höhe der gezahlten Beiträge, allerdings begrenzt auf Leistungen, die notwendig, ausreichend, zweckmäßig und wirtschaftlich sind.

Personen mit einem Bruttojahreseinkommen von derzeit ab €
45 900.- können die gesetzliche Krankenversicherung verlassen und sich privat versichern. Etwa 9 % sind privat krankenversichert. Hier richten sich die Prämien nach dem vereinbarten Leistungsumfang, dem allgemeinen Gesundheitszustand, dem Geschlecht und dem Eintrittsalter. 2,3 % sind anderweitig versichert (z. B. Bundeswehrangehörige, Zivildienstleistende, Sozialhilfeempfänger). Nur ca. 0,1 bis 0,3 % sind ohne Krankenversicherungsschutz.

Nach den Versicherungsleistungen machen Eigenbeteiligungen oder Zuzahlungen von Patienten einen wachsenden Anteil an der Finanzierung des Gesundheitssystems aus. In einigen Bereichen werden Zuschüsse oder Kostenbeteiligungen durch den Staat oder durch gemeinnützige Organisationen erbracht.

Neben den öffentlichen Gesundheitsleistungen hat sich ein erheblicher privater Gesundheitsmarkt besonders im Bereich von Anti-Aging, Schönheitsoperationen, Kosmetik, Medikamenten, alternative Heilverfahren und auch von Fitness, Wellness und esoterischen Praktiken entwickelt.

### 3.5.4.2 Integrierte Versorgung

Grundsätzlich bietet das Deutsche Gesundheitssystem für Anbieter wie auch Leistungsempfänger nur geringe Anreize bezüglich der Zielsetzung einer durchgängigen, ergebnisorientierten und effizienten medizinischen Versorgung.

Die ärztliche Anbieterseite dominieren die Kassenärztlichen Vereinigungen, deren Aufgabe es ist die ordentliche Durchführung der Versorgung zu gewährleisten, die Sicherstellung vertragsärztlicher Versorgung zu garantieren und als Interessensvertretung der Ärzte gegenüber den Kassen aufzutreten. Sie haben auch die Aufgabe die von den Krankenkassen bezahlte Gesamtvergütung in Form von Einzelleistungshonoraren an die Ärzte aus zu bezahlen.

Von Seiten der Krankenkassen verhindern ein gesetzlicher Leistungsauftrag, ein Gesamtvergütungssystem mit Budgetierungen bei den Leistungserbringern und ein gewährter Strukturausgleich bisher die Suche nach Effizienzsteigerungspotentialen.

Auf der Nachfragerseite behindern die freie Arztwahl mit der Möglichkeit des unbeschränkten Wechsels des Leistungserbringers und eine fehlende Information und Koordination der verschiedenen Leistungserbringer eine effektive Steuerung. Dies und die oben schon erwähnte strikte Trennung zwischen extramuralem und intramuralem Bereich lähmen die Integration der Versorgung.

Nachdem die Gesundheitsreformgesetze der 90er Jahre und zuletzt des Jahres 2000 vornehmlich Maßnahmen zur finanziellen Absicherung des Gesundheitswesens zum Ziel hatten, sollte das Gesetz zur Modernisierung der gesetzlichen Krankenversicherung (GVK - Modernisierungsgesetz GMG) ab 2004 zusätzliche Strukturveränderungen zu Lösung von Versorgungs- und Qualitätsproblemen bringen[38]. Als wesentliche Punkte zur Entwicklung eines integrierten Gesundheitswesens werden im GMG[39] neu geregelt:

*Integrierte Versorgungseinrichtungen*

Die Weiterentwicklung der integrierten Versorgung durch Einführung einer hausarztzentrierten Versorgung, in der Versicherte sich gegenüber ihrer Krankenkasse schriftlich verpflichten können, ambulante fachärztliche Leistungen nur auf Überweisung des von ihnen aus dem Kreis der Hausärzte gewählten Hausarztes in Anspruch zu nehmen, soll ermöglicht werden.

Die Krankenkassen haben zur Sicherstellung der hausarztzentrierten Versorgung mit besonders qualifizierten Hausärzten Verträge zu schließen. Diese Verträge können mit zugelassenen Hausärzten, die bestimmte Qualitätsanforderungen erfüllen, mit Gemeinschaften dieser Hausärzte sowie mit zugelassenen medizinischen Versorgungszentren, die die Erbringung der hausärztlichen Leistungen unter Beachtung der Qualitätsanforderungen gewährleisten, abgeschlossen werden.

---

[38] Best,B.,Gerlach,H., Kommer,D., Orlowski,U., Wasm,J., Weidhaas, H-J., Gesundheitsreform 2004
[39] Vgl. GKV-Modernisierungsgesetz – GMG) Bundesgesetzblatt Jahrgang 2003 Teil I Nr. 55

Zusätzlich zur vertragsärztlichen Versorgung durch zugelassene oder ermächtigte Ärzte können medizinische Versorgungszentren an der vertragsärztlichen Versorgung teilnehmen. Medizinische Versorgungszentren sind fachübergreifende ärztlich geleitete Einrichtungen, in denen Ärzte, die in das Arztregister eingetragen sind, als Angestellte oder Vertragsärzte tätig sind. Die medizinischen Versorgungszentren können sich aller zulässigen Organisationsformen bedienen; sie können von den Leistungserbringern, die auf Grund von Zulassung, Ermächtigung oder Vertrag an der medizinischen Versorgung der Versicherten teilnehmen, gegründet werden. Auch die ambulante Krankenhausversorgung in unterversorgten Gebieten und zur Umsetzung strukturierter Versorgungsprogramme zur Behandlung bestimmter Erkrankungen wird ermöglicht.

*Stärkung der Patientenautonomie*

Der Stärkung der Patientenautonomie dienen die Wahlfreiheit zwischen Sachleistung und Kostenerstattung, Bonus für gesundheitsbewusstes Verhalten (Früherkennung, Prävention, Teilnahme an Maßnahmen der betrieblichen Gesundheitsförderung) und Ermäßigungen für die Teilnahme an hausarztzentrierter Versorgung, an strukturierten Behandlungsprogrammen oder an einer integrierten Versorgung.

Beitragsleistungen in Form von Zuzahlungen für Versicherte, die das 18. Lebensjahr vollendet haben, für jede erste Inanspruchnahme eines ärztlichen Leistungserbringers, die nicht auf Überweisung erfolgt, aber auch Beitragsrückzahlungen für freiwillige Mitglieder, die im Kalenderjahr Leistungen zu Lasten der Krankenkasse nicht in Anspruch genommen haben, sollen die Patienten vermehrt einbinden.

Die Einführung einer Patientenquittung unterrichtet die Patienten über die Leistungen, die in Anspruch genommen worden sind und die zu Lasten der Krankenkassen erbracht wurden sowie deren vorläufige Kosten.

Der Stärkung der Patientenautonomie dient auch die Einbeziehung von Interessensvertretungen der Patientinnen und Patienten für die Wahrnehmung der Interessen der Patientinnen und Patienten und der Selbsthilfe chronisch kranker und behinderter Menschen in Fragen, die die Versorgung betreffen.

*Förderung der elektronischen Kommunikation*

Zur Verbesserung der Qualität und Wirtschaftlichkeit der Versorgung soll die papiergebundene Kommunikation unter den Leistungserbringern so bald und so umfassend wie möglich durch die elektronische und maschinell verwertbare Übermittlung von Befunden, Diagnosen, Therapieempfehlungen und Behandlungsberichten, die sich auch für eine einrichtungsübergreifende fallbezogene Zusammenarbeit eignet, ersetzt werden. Die Krankenversichertenkarte wird zur elektronischen Gesundheitskarte, um zur Verbesserung von Wirtschaftlichkeit, Qualität und Transparenz der Behandlung beizutragen, erweitert.

*Förderung der Qualität*

Zur Förderung der Qualität in der vertragsärztlichen Versorgung sollen in den Gesamtverträgen Versorgungsaufträge vereinbart werden, deren Durchführung bestimmte qualitative oder organisatorische Anforderungen an die Vertragsärzte stellt.

Auch die Kassenärztlichen Vereinigungen haben Maßnahmen zur Förderung der Qualität der vertragsärztlichen Versorgung durchzuführen. Die Ziele und Ergebnisse dieser Qualitätssicherungsmaßnahmen sind von den Kassenärztlichen Vereinigungen zu dokumentieren und jährlich zu veröffentlichen. Zu dem soll noch ein Institut für Qualität und Wirtschaftlichkeit im Gesundheitswesen eingerichtet werden.

Der Förderung der Qualität soll auch die Pflicht zur fachlichen Fortbildung für Vertragsärzte dienen, deren Inhalte dem aktuellen Stand der wissenschaftlichen Erkenntnisse entsprechen müssen und frei von wirtschaftlichen Interessen sein müssen.

*Finanzierung*

Zur Förderung der integrierten Versorgung hat jede Krankenkasse in den Jahren 2004 bis 2006 jeweils Mittel bis zu 1 vom Hundert von der nach § 85 Abs. 2 an die Kassenärztliche Vereinigung zu entrichtenden Gesamtvergütung sowie von den Rechnungen der einzelnen Krankenhäuser für voll- und teilstationäre Versorgung einzubehalten und als Anschubfinanzierung zur Verfügung zu stellen.

*Vertragspartnerauswahl*

Das GMG erweitert die Möglichkeiten der Krankenkassen, mit ärztlichen Leistungserbringern direkt Verträge abzuschließen. Die Krankenkassen können demnach Verträge mit einzelnen, zur vertragsärztlichen Versorgung zugelassenen Ärzten und Zahnärzten und einzelnen sonstigen berechtigten Leistungserbringern oder deren Gemeinschaften, mit Trägern zugelassener Krankenhäuser, soweit sie zur Versorgung der Versicherten berechtigt sind, mit Trägern von stationären Vorsorge- und Rehabilitationseinrichtungen und mit Trägern von ambulanten Rehabilitationseinrichtungen oder deren Gemeinschaften sowie mit Trägern von Einrichtungen, die unter bestimmten Bedingungen eine integrierte Versorgung anbieten oder Gemeinschaften der vorgenannten Leistungserbringer und deren Gemeinschaften abschließen. Auch der Abschluss von Verträgen mit Managementeinrichtungen, die eine integrierte Versorgung anbieten ist möglich.

*Leistungshonorierung*

Es sind unter Berücksichtigung von Parametern wie Zahl der Versicherten und deren Morbiditätsstruktur oder der arztgruppenbezogenen Leistungsmenge Regelleistungsvolumina als arztgruppenspezifische Grenzwerte festzulegen, bis zu denen die von einer Arztpraxis erbrachten Leistungen mit festen Punktwerten zu vergüten sind, um eine übermäßige Leistungsausweitung des Vertragsarztes zu verhindern.

Für den Fall der Überschreitung der Grenzwerte ist vorzusehen, dass die den Grenzwert überschreitende Leistungsmenge nur mit reduzierten Punktwerten vergütet wird. Es könne auch Leistungen unter Berücksichtigung der Besonderheiten kooperativer Versorgungsformen zu Leistungskomplexen oder Fallpauschalen zusammengefasst werden, die dem fallbezogenen Zusammenwirken von Ärzten unterschiedlicher Fachrichtungen in diesen Versorgungsformen Rechnung tragen.

# 4 Ergebnisteil

## 4.1 Ursachen der Grenzen der Finanzierbarkeit von Gesundheitsversorgungssystemen

Überversorgung, Unterversorgung und Fehlversorgung, die Desintegration der Leistungserbringer und der dadurch gestörte Ablauf im Behandlungsprozess aber auch die Trennung von Leistungserbringer und Leistungsfinanzier werden in allen modernen Gesundheitssystemen als Ursache für die Ausweitung der finanziellen Belastungen durch Gesundheitsleistungen gesehen.

Die demografische Entwicklung mit der Zunahme der Alten in der Bevölkerung, die rasante Weiterentwicklung der Medizin und ihrer Möglichkeiten werden diesen Finanzbedarf in den nächsten Jahrzehnten noch wesentlich erhöhen. Daraus ergibt sich in all diesen Gesundheitssystemen die Notwendigkeit zur Steigerung von Effizienz und Effektivität bei gleichzeitigem Erhalt oder Steigerung der Qualität der erbrachten Leistungen.

## 4.2 Lösungsansätze

### 4.2.1 Übernahme von wirtschaftlicher Verantwortung durch Leistungserbringer und Leistungsempfänger

Durch die Übernahme eines Teils des finanziellen Risikos, z.B. durch Kopfpauschalen, Leistungspauschalen, durch die Leistungserbringer und die Beteiligung der Leistungsempfänger über proportionale Selbstbehalte oder Bonus-Malussysteme sollen einerseits eine ungerechtfertige Leistungsausweitung der Anbieter und andererseits eine ungerechtfertigte Leistungsinanspruchnahme durch die Leistungsempfänger verhindert werden. Wettbewerb unter den Leistungserbringern und Wahlmöglichkeiten unter verschiedenen Versicherungen und deren Angeboten für die Versicherten können zu dieser Verantwortungsübernahme beitragen.

### 4.2.2 Lösung der Schnittstellenproblematik

Da sich die Übergänge zwischen den Sektoren extramurale Versorgung und intramurale Versorgung aber auch die Schnittstellen innerhalb der extramuralen Versorgung als Orte größter Effizienzverluste zeigen, kann bei Lösung dieser Problematik eine deutliche Effizienzsteigerung erwartet werden. Dabei ist der Kontinuität der

Behandlung, dem ungehinderten Informationsaustausch und der Zuführung der Patienten zu den für sie und ihrem Krankheitsbild richtigen Versorgungseinrichtungen besonderes Augenmerk zu schenken.

Schnittstellen können einerseits überwunden werden, indem verschiedene Leistungserbringer innerhalb von Versorgungsgemeinschaften ihre Leistungen erbringen oder andererseits wenn die Aufgaben der Koordination und des Informationsmanagements an einer zentralen Anlaufstelle, die vom Versicherten aufgesucht werden muss, erbracht werden. Dazu ist es notwendig, die gesetzlichen Rahmenbedingungen zur Zusammenarbeit von Gesundheitsberufen zu schaffen. Ebenso sind einheitliche Dokumentationssysteme und Einrichtungen zum elektronischen Datenaustausch zu implementieren.

### 4.2.3 Qualitätssicherung

Um eine Abnahme der Leistungsbereitschaft der Leistungserbringer in einem über Pauschalen finanzierten System zu verhindern und eine gleichmäßige Qualität im Gesamtsystem zu erreichen, ist die Einführung eines geeigneten Qualitätsmanagements und die Kontrolle der Einhaltung vorgegebener Qualitätsstandards notwendig. Fortbildungsverpflichtungen für die Leistungserbringer tragen ebenso zur Qualitätssicherung bei wie Behandlungsleitlinien und vorgegebene Prozessabläufe.

### 4.2.4 Systemkoordinator

Neben den gesetzlichen, organisatorischen und Qualität sichernden Maßnahmen zur Integration von Gesundheitsleistungserbringern hängt der Erfolg eines integrierten Versorgungssystems wesentlich vom Systemkoordinator ab. Dieser ist es, der den Behandlungsweg vorgibt und den Behandlungsablauf steuert. Nicht nur auf Grund seiner Sachkompetenz sondern auf Basis eines besonderen Vertrauensverhältnisses zu den Patienten wie auch zu den anderen Beteiligten im Behandlungsprozess obliegt es ihm, die Patienten zur Akzeptanz der integrierten Versorgung zu motivieren und die übrigen Leistungserbringer effizient einzubinden.

An ihm ist es, Überversorgung, Unterversorgung und Fehlversorgung zu vermeiden und die Kontinuität der Versorgung besonders auch beim Überschreiten von Schnittstellen, egal ob in vertikaler oder horizontaler Richtung, aufrecht zu erhalten.

Als Koordinator, Informationsdrehscheibe und primärer Ansprechpartner in Gesundheitsfragen muss er oder ein kompetenter Vertreter für Patienten, Angehörige und andere Leistungserbringer ständig erreichbar sein.

Breites medizinisches Wissen und tiefe Systemkenntnis aber auch Kenntnisse im Gesundheitsmanagement, der Gesundheitsökonomie und in Angelegenheiten von Public Health sind Grundvoraussetzungen für die Bewältigung dieser Aufgaben.

In der Schweiz sind es die Ärzte für Allgemeinmedizin, die innerhalb von HMOs oder in Hausarztnetzen diese Funktion eines Systemorganisators innehaben.

In Deutschland ermöglicht das GMG die Schaffung eines neuen Typs von Hausarzt, der diese Funktion übertragen erhält und von den Versicherten als erster Ansprechpartner gewählt werden soll[40].

Dem pyramidenhaften Aufbau des Österreichischen Gesundheitssystems entsprechend muss es auch hier Aufgabe der Ärzte für Allgemeinmedizin sein, das System zu koordinieren. Weitgehende

---

[40] § 73 b Gesundheitsmodernisierungsgesetz (GMG)

Umgehungsmöglichkeiten der Versorgungspyramide verhindern allerdings zurzeit eine Umsetzung dieses Grundkonzeptes.

## 4.3 Entwicklung integrierter Gesundheitssysteme in Europa

Wenn es auch in mehreren europäischen Ländern Versuche zur Etablierung integrierter Versorgungssysteme und dazu den zunehmenden Einsatz von Managed Care Instumenten im Sinne von „Managing care" gibt, ist es primär die Schweiz, die seit mehr als 15 Jahren versucht, integrierte Versorgungssysteme, die in den USA schon seit Jahrzehnten erprobt sind und dort Regelversorgungssysteme sind, den europäischen Verhältnissen anzupassen und einzuführen.

Auch Deutschland hat besonders durch das im November 2003 beschlossene GKV-Gesundheitsmodernisierungsgesetz deutliche Zeichen gesetzt und die Weichen in Richtung integrierte Versorgung gestellt.

Zuletzt war es Österreich, das im Gesundheitsreformgesetz 2005 und in der Vereinbarung mit den Ländern gemäß Art. 15a B-VG die Voraussetzungen zum Start einer integrierten Versorgung gelegt hat. Mehrere Studien, die dieser Entscheidung vorausgingen oder diese begleiteten, deuten darauf hin, dass es schlüssig und zielführend ist, integrierte Versorgungssysteme auch in Österreich zuzulassen und einzuführen.

Gesetzliche Neuerungen wie die Bewilligungspflicht von Medikamenten, die Einführung der E-card und der „Vorsorgeuntersuchung neu" weisen ebenfalls in die Richtung von zumindest „Managing care", d.h. den Einsatz einzelner Instrumente vom Managed Care.

### 4.3.1 Gegenüberstellung des Österreichischen Gesundheitssystems zu den untersuchten integrierten Gesundheitssystemen in Europa

Der Vergleich des österreichischen Gesundheitssystems und dessen absehbarer zukünftigen Entwicklung mit Deutschland und der Schweiz bietet sich aus mehreren Gründen an.

Erstens ist es die Schweiz, die als Pionierland für integrierte Versorgung in Europa die längste Erfahrung hat. Zweitens haben Deutschland, Österreich und die Schweiz große Ähnlichkeiten in der Grundstruktur des Gesundheitswesens. Wenn auch die Schweiz Sozialversicherungen als Krankenkassen, wie sie in

Deutschland und Österreich seit über hundert Jahren zumeist durch Sachleistungen die Krankenbehandlung finanzieren, nicht kennen, so bieten dort doch Krankenkassen als private Unternehmen, ähnlich den Sozialversicherungen, ihre Leistung an.

Entsprechend der Pflichtversicherung in Österreich ist es die Versicherungspflicht in Deutschland und in der Schweiz, die eine nahezu hundertprozentige Versorgung der Bevölkerung mit Gesundheitsleistungen im Ausmaß einer definierten Grundleistung garantiert. Kontrahierungszwang für die Versicherungen mit den Versicherungswilligen und Strukturausgleiche machen zudem beide Länder dem österreichischen Versorgungssystem vergleichbar.

Allen drei Ländern gemeinsam ist eine starke Trennung der Versorgung in Krankenanstalten, die in der Regel von - von den Krankenkassen unabhängigen - Betreibern angeboten wird, vom extramuralen Bereich, in dem frei niedergelassenen Leistungserbringer als zugelassene Vertragspartner die Versorgung gewährleisten.

Nachdem Deutschland sein GKV- GMG ein Jahr vor dem Gesundheitsreformgesetz Österreichs beschlossen hat und sich die Inhalte in der Tendenz sehr ähnlich sind, ergibt sich ein weiterer Grund, Österreich mit Deutschland zu vergleichen.

Ein wesentlicher Unterschied zwischen Österreich und seinen beiden Nachbarländern liegt darin, dass es in Österreich zur Zeit keine Möglichkeit gibt, unter Umgehung der ärztlichen Interessensvertretung und abweichend von den Inhalten der in den Sozialversicherungsgesetzen festgeschriebenen Mustergesamtverträge und den davon abgeleiteten Gesamtverträgen in größerem Ausmaß Leistungsvereinbarungen mit Ärzten oder Arztgruppen abzuschließen.

### 4.3.2 Gegenüberstellung der Aufgaben der Allgemeinmedizin in den integrierten Gesundheitssystemen

In den Schweizer Modellen der HMOs und der Hausarztnetze sind es Ärzte für Allgemeinmedizin, die als Primäransprechpartner in allen Gesundheitsfragen und als Koordinatoren im Behandlungsprozess eingebunden sind. Als „Gatekeeper" obliegt es ihnen, diesen Behandlungsprozess zu steuern.

In der Schweiz sind HMOs organisierte Zusammenschlüsse von Leistungserbringern in verschiedenen Organisationsformen, in denen diese bis hin zu Honorarkürzungen bei ungenügendem wirtschaftlichem Verhalten auch ökonomische Verantwortung übernehmen. In ihnen führen Ärzte für Allgemeinmedizin als Primäransprechpartner nicht nur medizinische Versorgungsaufträge sondern auch administrative und koordinative Aufgaben aus. Dem direkten, persönlichen Kontakt mit dem „Gatekeeper" können auch noch telefonische Beratungssysteme, die wieder oft von Ärzten für Allgemeinmedizin betreut werden, vorgeschaltet sein.

Allgemeinmediziner in Ärztenetzwerken sind über Pauschalen in die ökonomische Verantwortung eingebunden.

Versicherten sollen integrierte Versorgungssysteme und die damit verbundene Einschränkung der freien Arztwahl durch Bonuszahlungen und reduzierte Versicherungsprämien schmackhaft gemacht werden.

Lediglich PPOs verzichten auf diese verpflichtende allgemeinmedizinische Koordinationsstelle.

Damit die Allgemeinmediziner neben der Primärversorgung und der lebenslangen medizinischen Begleitung auch den Systemanforderungen integrierter Versorgungssysteme gerecht werden können, müssen sie in der Schweiz eine fünfjährige Ausbildung zum Facharzt für Allgemeinmedizin, davon tunlichst ein Jahr in der Praxis eines Allgemeinmediziners, durchlaufen.

Auch Deutschland, das ebenso wie die Schweiz außerhalb von integrierten Versorgungsmodellen den freien Zugang zur ärztlichen Versorgung und die freie Arztwahl kennt, bedient sich in seinen integrierten Versorgungsmodellen des Allgemeinmediziners als „Gatekeeper" und Koordinator. Die Honorierung hat ebenso pauschalierende Elemente wie in der Schweiz und die Anreizsysteme für die Versicherten mit Prämien- und Selbstbehaltsreduktionen sind ähnlich wie in der Schweiz.

Auch in Deutschland durchläuft ein Allgemeinmediziner eine Facharztausbildung von fünf Jahren, in der eine verpflichtende Lehrpraxistätigkeit von einem Jahr in der Praxis eines Allgemeinmediziners enthalten ist. Zudem stellt das GMG eine zusätzliche Qualitätsanforderungen an jene Allgemeinmediziner, die in der hausarztzentrierten Versorgung eine Steuerungsfunktion übertragen erhalten und von den Versicherten als erster Ansprechpartner gewählt werden sollen.

### 4.3.3 Vergleich des Berufsbildes des Arztes für Allgemeinmedizin innerhalb der drei untersuchten Länder

Das Berufsbild des Arztes für Allgemeinmedizin ist entsprechend der Definition von Allgemeinmedizin der WONKA in Österreich und der Schweiz ident, mit Deutschland entsprechend der Definition von Allgemeinmedizin der DEGAM weitgehend ident.

### 4.3.4 Möglichkeiten und besondere Probleme der Umsetzung eines integrierten Versorgungssystems in Österreich

#### 4.3.4.1 Leistungsverlagerung und deren Finanzierung

Wie schon an den Ähnlichkeiten mit der Schweiz und Deutschland aufgezeigt gilt es auch in Österreich, der Desintegration im Gesundheitswesen entgegenzuwirken. Eine durch das Finanzierungssystem noch verstärkte Desintegration von extramuraler und intramuraler Versorgung bedarf einer dringenden Lösung zur Überwindung dieser Schnittstelle. Die Definition eines Kooperationsbereichs am Übergang von niedergelassenem und Krankenhausbereich soll ein erster Schritt sein, damit Leistungen an der Stelle erbracht werden, wo sie medizinisch am sinnvollsten erbracht werden können und nicht dort, wo sie für den Bezahler der Leistung keine Zusatzkosten erwarten lassen. Zurzeit können sich ja die Krankenkassen durch die pauschale Beteiligung an der Krankenanstaltenfinanzierung von jeder weiteren Leistungsverpflichtung im Anstaltsbereich lösen wie auch dem

Krankenhaus durch die Auslagerung von Leistungen in den extramuralen Bereich keine Zusatzbelastung erwächst. Der daraus entstandene Finanzierungskonflikt, der zu fachlich ungerechtfertigten Auslagerungen bzw. Einlagerungen von Leistungen führt und damit eine nicht unbedeutenden Belastung für die Finanziers aber auch für Ärzte und Patienten darstellt, sollte damit gelöst werden.

Das Prinzip, dass der Verlagerung der Leistung auch das Geld folgen soll, muss in der vorgesehenen Finanzierung dieses Kooperationsbereichs aus einem gemeinsam gespeisten Reformpool gelten.

### 4.3.4.2 Integratives Leistungsangebot, Finanzierung und Steuerung im extramuralen Bereich

Im niedergelassenen Bereich ergeben sich zwischen den vielen als private Unternehmen agierenden Leistungserbringern gravierende Koordinationsprobleme, die zu Fehlversorgung und oft auch Mangelversorgung führen.

Die Anbieterinduktion von Leistungen sollte zwar durch ein schon praktiziertes, degressives Honorierungssystem mit limitierten Einzelleistungen und Honorardeckelungen eingeschränkt sein. Dennoch bringt es gerade dieses Honorierungssystem mit sich, dass Leistungen, die keinen oder nur geringen Limitierungen unterliegen oder außerhalb von Globalsummen bezahlt werden, vermehrt angeboten werden und Leistungen mit ungünstiger oder fehlender Honorarvereinbarung nicht im notwendigen Ausmaß verfügbar sind.

Nachdem Vorhalteleistung wie ärztliche Erreichbarkeit bei Fachärzten überhaupt nicht und bei Allgemeinmedizinern nur sehr eingeschränkt honoriert werden, sind diese außerhalb der Ordinationszeit auch nur sehr eingeschränkt oder zulasten der erreichbaren Ärzte verfügbar.

Eine weitgehend der freien Entscheidung des Patienten obliegende Wahl der Versorgungsform vom extramuralen Arzt für Allgemeinmedizin oder Facharzt bis hin zu hoch spezialisierten ambulanten und zum Teil auch stationären Einrichtungen von Krankenhäusern und Kliniken fördert die Fehlversorgung und Desintegration. Steuerungsinstrumente im Sinne einer integrierten Versorgung mit einem strukturierten Ablauf des Behandlungsprozesses könnten in diesem Bereich zur Ausschöpfung eines großen Effizienzpotentials beitragen.

Mittel des Reformpools sollten hier ebenso wie in Deutschland zur Anschubfinanzierung integrierter Versorgungskonzepte zur Verfügung stehen.

### 4.3.4.3 Besondere Probleme der Implementierung einer Steuerungsfunktion für Ärzte für Allgemeinmedizin

Wenn auch die jeweilig angemessene Versorgungsebene klar vorgegeben scheint, ist das System der Versorgungspyramide doch stark durchlässig.

So ermöglichen die Sonderversicherungsträgern BVA, VAEB und SVA der gewerblichen Wirtschaft, die den Patienten eine unbegrenzte Menge an Krankenscheinen zur Verfügung stellen und deren Anwendung nicht an bestimmte Versorgungsebenen binden, praktisch die freie Wahl zum Einstieg in alle Versorgungsebenen. Aber auch den Gebietskrankenkassen ist es frei überlassen, ihren Versicherten neben einem Krankenschein zum „Einstieg" ins Versorgungssystem über den Arzt für Allgemeinmedizin noch weitere Krankenscheine zum direkten Kontakt mit einem Vertragsfacharzt nach freier Wahl auszuhändigen. Dementsprechend gibt es unterschiedliche Regelungen in den einzelnen Bundesländern.

Die ebenso kaum geregelte Möglichkeit der Inanspruchnahme der Krankenhausambulanzen - auch mit Bagatellerkrankungen, die ohne weiteres im niedergelassenen Bereich versorgt werden könnten - verschärft das Problem der Fehlversorgung. Wenn auch die Krankenhäuser für die ambulante Versorgung konsequent einen Überweisungsschein eines niedergelassenen Arztes verlangen, wird dieser in der Realität oft erst nach dem Ambulanzbesuch nachgereicht. Ist damit zwar gesichert, dass der „zuweisende Arzt", zumeist der Hausarzt, einen Befundbericht erhält und somit den Patienten weiterversorgen kann, so lässt diese Vorgangsweise jedoch die gewünschte Steuerung nicht zu.

Die Gründe für die häufige primäre Inanspruchnahme fachärztlicher Hilfe, im niedergelassenen wie im Krankenhausbereich, liegen einerseits in der Mentalität des „geh` lieber zum Schmied als zum Schmiedl". – Eine Mentalität, die häufig durch Medienberichte, aber auch von den Facharztkollegen, besonders in den Krankenhäusern, gestärkt wird.

Andererseits sind es die oft fehlende allgemeinärztliche Rund-um-die-Uhr-Erreichbarkeit und das gänzliche Fehlen fachärztlicher Bereitschaftsdienste sowie die krankenanstaltenrechtlichen Verpflichtung, dass unbedingt notwendige erste ärztliche Hilfe in öffentlichen Krankenanstalten niemandem verweigert werden darf, die den Drang in die Krankenhausambulanzen zusätzlich stärken.

Die so praktisch freie Arztwahl in der ambulanten fachärztlichen Versorgung bedingt, dass die Hausärzte nur geringe Steuerungsmöglichkeiten und oft keinen Überblick über die Behandlungsverläufe haben, die in niedergelassenen Facharztpraxen erfolgt.

Besser steht es um die Koordination in der Inanspruchnahme anderer Leistungserbringer. Nachdem Physiotherapie, Ergotherapie, Krankentransporte, medizinische Hauskrankenpflege und Psychotherapie zu Lasten der Sozialversicherungen nur nach ärztlicher Zuweisung, bzw. Verordnung möglich sind, können die Hausärzte hier steuernd eingreifen.

Koordinationsleistungen, wie zum Beispiel intensive Kontakte mit ambulanten Pflegediensten und pflegenden Angehörigen, erschwert allerdings der § 49 (2) des Ärztegesetzes, der die ärztliche Behandlung auf die persönliche und unmittelbare Tätigkeit am Patienten beschränkt. Viele Krankenkassen lehnen auch unter Berufung auf diese ärztegesetzliche Bestimmung die Honorierung mittelbarer ärztlicher Leistungen, wie es gerade oft Koordinations- und Administrationsleistungen sind, ab.

Zudem sind die übrigen medizinischen Leistungserbringer im niedergelassenen Bereich in der Regel selbständige Unternehmer, die sich oft nicht als Teil eines integrierten Systems verstehen, ihre Geschäftsinteressen als Unternehmer oder ihre persönlichen Vorlieben in den Vordergrund ihres Handelns stellen und an einer effizienten, qualitätskontrollierten Zusammenarbeit im Sinne eines patientenzentrierten Behandlungsprozesses nicht sonderlich interessiert sind.

Anreize durch Bonussysteme für systemkonformes Verhalten oder Pönale für Fehlversorgungen gibt es weder für Leistungserbringer noch für Leistungsempfänger.

### 4.3.5 Notwendigkeiten zur Verbesserung der integrierten Versorgung

Der Grundaufbau des österreichischen Gesundheitssystems als Pyramide ließe mit geringen Veränderungen und ohne radikalen Systembruch die Implementierung gesteuerter Versorgung im Sinne von Managed Care zu.

### 4.3.5.1 Definition des Arztes für Allgemeinmedizin als „Care Manager"

Wenn es auch die österreichische Gesundheitspolitik tunlichst vermeidet, mit dem Ausdruck integrierter Patientenversorgung Managed Care Systeme und deren Instrumente und Strukturen zu erwähnen, so muss doch jedem klar sein, dass Integration in der Gesundheitsversorgung diese Strukturen und Instrumente voraussetzt. Nachdem auch der Ausdruck des „Gatekeepings" und die Koordinationsfunktion eines „Gatekeepers" bei Leistungsanbietern[41] wie auch Leistungsempfängern über keine hohe Akzeptanz verfügt, sollte auf die Einführung eines strengen „Gatekeepers" im Sinne eines Zuchtmeisters für Patienten und Leistungserbringer verzichtet werden. Vielmehr sollte als erster Schritt zur Steuerung von Patientenkarrieren der Arzt für Allgemeinmedizin als „Care Manager" definiert werden.

### 4.3.5.2 Organisationsformen und Honorierung

Um diese Funktion als „Care Manager" in vollem Umfang ausfüllen zu können, sind auch die Möglichkeit zur Gesellschaftsbildung in Praxisgemeinschaften, der Anstellung von Ärzten auch bei Kas-

---

[41] Mediendienst der Österreichischen Ärztekammer, apm 26/18.5.2004

senvertragsärzten und die Bildung virtueller Gemeinschaften im Sinne von Hausarztnetzen nötig. Bereitschaftsdienste von Ärzten für Allgemeinmedizin – nicht nur an Wochenenden – sind eine Grundvoraussetzung einer integrierten Versorgung.

Unabdingbar ist es auch den Zeit- und den Sachaufwand, der für dieses Care Management notwendig ist, entsprechend zu honorieren. Pauschalhonorierungssysteme, wie in Managed Care Systemen gängig, müssen eingeführt werden.

### 4.3.5.3 Facharzt für Allgemeinmedizin

Eine weitere Grundvoraussetzung zur Stärkung des Arztes für Allgemeinmedizin als „Care Manager" und der Akzeptanz in dieser Funktion bei Leistungsanbietern, Patienten und Sozialversicherungsträgern ist eine Verbesserung der Ausbildung des Arztes für Allgemeinmedizin. Eine Verlängerung der Ausbildungszeit auf fünf Jahre wie in der Schweiz und in Deutschland, mit einem Abschluss als Facharzt, sind dazu ebenso notwendig wie eine verpflichtende Verlagerung eines wesentlichen Teils der Ausbildung in Lehrpraxen. Nur so können neben der medizinischen Kompetenz auch die für die Steuerung eines Systems notwendigen Kenntnisse und Fertigkeiten erworben werden.

### 4.3.5.4 Berufsrecht der Ärzte

Neben der Einführung des Facharztes für Allgemeinmedizin analog zu den verglichenen Nachbarländern Schweiz und Deutschland und von großzügigen Möglichkeiten der Gesellschaftsbildung sowie der Anstellung von Ärzten bei Vertragsärzten ist es die Änderung des § 49 Ärztegesetz, der mit seiner Fixierung auf die Unmittelbarkeit der Patientenbehandlung viele Möglichkeiten einer zeitgemäßen Kommunikation, Koordination und Telemedizin behindert.

### 4.3.5.5 Geduld bringt Rosen

Ähnlich wie in der Schweiz, wo es nach 15 Jahren Managed Care über das ganze Land erst 6 % und selbst im Musterkanton Thurgau erst 25%[42] der Versicherten sind, die sich mit diesem System anfreunden konnten, muss man auch in Österreich mit einer langsamen Entwicklung rechnen.

---

[42] Kappeler O., (2005) Vortrag. 51. Konsultativtagung der deutschsprachigen Ärzteorganisationen, St. Gallen

Bonussysteme und merkbare Leistungs- und Qualitätsvorteile anstelle abschreckender Steuerungszwänge sollten zur allgemeinen Akzeptanz beitragen.

Dazu könnte die Einführung von Steuerungselementen auf der Anbieterseite wie Fallpauschalen, Capitation und Leistungsbündel und von Bonus-Maluszahlungen auf der Nachfragerseite diesen Prozess unterstützen.

Verbindliche Vereinbarungen zwischen den Anbietern, gemeinsame Zieldefinitionen und eine einheitliche Unternehmenskultur bilden die Grundvoraussetzung für ein funktionierendes System.

Motivation dazu sollten Freizeitgewinn durch Vertretungsmöglichkeiten, bessere Kapazitätsausnützung, Abnahme administrativer Aufgaben, verbesserte Behandlungsergebnisse, Kooperation statt Einzelkämpfertum und andere merkbare Synergieeffekte sein.

### 4.3.5.6 Ethik und freier Beruf

Bei all den Vorteilen, die eine integrierte Patientenversorgung erwarten lässt und die durch den Einsatz moderner Kommunikations-, Qualitätssicherungs- und Kontrollinstrumenten möglich werden, darf die Grundposition des Arztes in seiner Stellung zum Patienten nicht aus dem Auge verloren werden. Der Arzt und demnach auch der als Systemkoordinator verpflichtete Arzt für Allgemeinmedizin ist als Angehöriger eines freien Berufes Anwalt der gesundheitlichen Angelegenheiten seines Patienten und demnach primär diesem verpflichtet.

Nur eine die Integrationsbestrebungen begleitende Diskussion der Patientenrechte einerseits und der ethischen Arztpflichten andererseits können verhindern, dass sich ökonomischer Druck und unreflektierter technischer und organisatorischer Fortschrittsglaube zulasten der Humanität in der medizinischen Versorgung durchsetzen.

# 5 Zusammenfassung

Nicht nur in Österreich sondern auch in allen anderen Ländern mit hoch entwickelten Gesundheitssystemen sind in den letzten Jahren durch eine gewaltige Leistungs- und der damit verbundenen Kostenentwicklung Grenzen der Finanzierbarkeit sichtbar geworden.

Die demografischen Entwicklungsprognosen in einer Gesellschaft, in der die Lebenserwartung und das Durchschnittsalter kontinuierlich steigt und der Anteil der „ Über- Sechzigjährigen" bis 2030 auf über 30% zunehmen wird, zwingen zu vorausschauendem Handeln.

Nachdem der Spezialisierungsgrad in modernen medizinischen Versorgungssystemen sehr hoch ist, ergeben sich in der Zusammenarbeit dieser Spezialisten und Spezialeinheiten eine Vielzahl an Naht- und Schnittstellen.

Deshalb erfordert ein solch komplexes System der medizinischen Leistungserbringung Einrichtungen, die einer systembedingten Über-, Unter- und Fehlversorgung entgegenwirken.

Die Verhinderung von Fehlentwicklungen an den Schnittstellen zwischen den Leistungserbringern bietet ein hohes Potential zur Steigerung von Effektivität und Effizienz des Gesamtsystems.

Die patientenbezogene Integration der Leistungserbringer in den gesamten Behandlungsprozess verspricht neben der Steigerung der Effizienz und den damit verbundenen ökonomischen Vorteilen auch eine Verbesserung der Behandlungsqualität für den Patienten.

Ärzte für Allgemeinmedizin mit entsprechender Ausbildung, Entscheidungs- und Handlungskompetenz bieten sich als Experten der ärztlichen Primärversorgung und der lebensbegleitenden Betreuung von chronisch Kranken sowie als Familienärzte, die unter Einbeziehung der physischen, psychischen und sozialen Dimension des Begriffs Gesundheit tätig sind, an, die Aufgabe als Systemkoordinator in einem integrierten Gesundheitssystem zu übernehmen.

Keines der Berufsrechte der anderen Gesundheitsberufe, die in Österreich ihre Leistungen anbieten und in dieser Arbeit aufgezeigt wurden, enthält auch nur annähernd die Gundqualifikation zum Manager in einem integrierten Gesundheitssystem wie das Ärztegesetz für die Ärzte für Allgemeinmedizin. Selbst die Fachärzte sind ob ihrer intensiven Fachspezialisierung und der damit verbundenen Beschränkung ihrer Tätigkeit auf ihr Sonderfach dafür nicht prädestiniert.

Allerdings ist das ärztliche Berufsrecht für Ärzte für Allgemeinmedizin diesen neuen Herausforderungen in manchen Bereichen anzupassen. Dazu ist es in Österreich unbedingt erforderlich den Ausbildungsstand der Ärzte für Allgemeinmedizin an den Standard der fachärztlichen Ausbildung dieser Berufsgruppe in der Schweiz und Deutschland heran zuführen.

Zudem sind entsprechende Zusammenarbeitsformen von Ärzten aber auch von Ärzten mit anderen Anbietern von Gesundheitsleistungen, wie sie in dem untersuchten europäischen Ländern schon bestehen, zu schaffen.

Ebenso sind die berufsrechtlichen und sozialversicherungsrechtlichen Hindernisse, die einer Integration und Zusammenarbeit entgegenstehen, wie es der § 49 Ärztegesetz mit der Unmittelbarkeit der ärztlichen Behandlung, aber auch das Fehlen von sozialversicherungsrechtlichen Bestimmung zur Anstellung von Ärzten bei Ärzten oder der Erstellung von Leistungsbündeln sowie der Honorierung von Koordinationsleistungen darstellen, zu beseitigen.

Bei allen Versuchen, verpflichtende und verbindliche Steuerungselemente zur Effizienzsteigerung einzuführen, darf nicht auf die ethische Verpflichtung des Arztes seinen Patienten gegenüber sowie auf die Rechte der Patienten vergessen werden.

# 6 Schlussbetrachtung

Einen interessanten und für den Erfolg integrierter Versorgungssysteme wohl überaus wichtigen Aspekt hatte das Projekt „Patientenorientierte integrierte Krankenbetreuung (in Wien)", das im Dezember 2000 präsentiert wurde, zum Ziel. Das Modellprojekt konzentrierte sich auf Qualitätsverbesserung der Krankenbetreuungsprozesse durch verbesserte Zusammenarbeit der intra- und extramuralen Partner untereinander sowie mit den Patienten und deren Angehörigen.

In der Konzeption des Projektes und der Auswahl der Maßnahmen wurde der Patientenperspektive und damit der Patientenorientierung besonderes Gewicht gegeben. Dies bedeutet die Ermöglichung von Mitarbeit, Mitentscheidung und Mitverantwortung für Patienten und deren Angehörigen sowie die Berücksichtigung der Patientenbedürfnisse im Sinne einer ganzheitlichen Betreuung einschließlich der psychosozialen Unterstützung, der Information und der Schulung.

Die Kontinuität in der Betreuung mit einem möglichst langen Verbleib im häuslichen Umfeld mit höherer Patientenzufriedenheit und Lebensqualität erfordert dabei eine rechtzeitige Abklärung des sozialen und physischen Umfeldes des Patienten zu Hause. Dazu gehört die Planung pflegerischer und therapeutischer Maßnahmen in diesem Umfeld sowie die rechtzeitige Planung und Organisation der poststationären Versorgung.

Um diese Prämissen erfüllen zu können müssen die Ärzte für Allgemeinmedizin selbst eine bessere Information und leichteren Zugang zu Informationen über mögliche Betreuungsangebote und die Arbeitsabläufe erhalten sowie im Informationsmanagement, in der Kommunikation und Kooperation mit ihren professionellen Partnern unterstützt werden.

Dieses Wiener Projekt zeigt in seinem Ansatz sehr deutlich, dass integrierte Gesundheitsversorgungssysteme nicht dadurch entstehen können, dass man aus ökonomischen Zwängen heraus einfach ein bestehendes System durch ein Managed Care System ergänzt oder ersetzt. Vielmehr darf die rein gesundheitsökonomische Betrachtung der Effizienzsteigerung als Ergebnis der optimierten Nutzung des Einsatzes materieller Güter und Beschäftigter im Gesundheitswesen nicht im Widerspruch zur Definition der integrierten Gesundheitsversorgung stehen. Diese hat die Umsetzung der Forderung der WHO nach einer familienorientierten und gemeindenahen Gesundheitsversorgung zum Ziel. Dabei sollen

Hausärzte und Pflegekräfte den Kern dieses integrierten primären Gesundheitsversorgungssystems bilden, das auf dem Einsatz multidisziplinärer Teams aus dem Gesundheits- und Sozialwesen sowie aus anderen Sektoren basiert und auch die örtliche Bevölkerung mit einbindet.

Um das zu erreichen, wird die Gesundheitspolitik gut beraten sein - vor allgemeinen Budgetkürzungen - im Sinne einer effizienten Allokation der Mittel entsprechende Investitionen in diesen Bereichen vorzunehmen.

# Literaturverzeichnis

Ärztekammer für Niederösterreich. (2005) www.aeknoe.or.at

Best,B., Gerlach,H., Kommer,D., Orlowski,U., Wasm,J., Weidhaas, H-J. (2003) Gesundheitsreform 2004. Heidelberg: R.v.Decker's Verlag

Bundesministerin für Gesundheit und Frauen. (2003) Gesundheitsbericht an den Nationalrat

Bundesministgerium für Gesundheit und Frauen. (2005) www.bmgf.gv.at

Deutsche Gesellschaft für Allgemeinmedizin. (2005) www.degam.de

Duden. (2000) Die deutsche Rechtschreibung. Mannheim

Emberger,H., Wallner,F. (2004) Ärztegesetz 1998 mit Kommentar. Wien: Verlagshaus der Ärzte

Entwurf zum Österreichischen Strukturplan Gesundheit (2004). Wien

Gesetzliche Krankenversicherung - Modernisierungsgesetz). Bundesgesetzblatt Jahrgang 2003 Teil I Nr. 55

Gesundheitsreformgesetz 2005 BGBl. I Nr. 179/2004

„Integrierte Gesundheitsversorgung Reutte". Ergebnisprotokoll der 1. Sitzung der projektbegleitenden Arbeitsgruppe am 16.12.2004

Kocher, G., Oggier, W. (2004) Gesundheitswesen in der Schweiz 2004 – 2006. Bern: Huber Verlag

Ludwig Boltzmann-Institut für Medizin- und Gesundheitssoziologie. (2000) Endbericht Dezember 2000

MedTogether. Positionspapier von Projektbeirat & Projektgruppendelegierten. September 2004

Mühlbacher, A. (2004) Integrierte Versorgung. Bern: Huber Verlag

Organisation for Economic Co-operation and Development (OECD) HEALTH DATA 2005. (2005) www.oecd.org

Österreichischen Ärztekammer Mediendienst, apm 26/18.5.2004

Österreichisches Bundesinstitut für Gesundheitswesen (ÖBIG) 21.11.2003

Österreichische Konferenz Gesundheitsfördernder Krankenhäuser. (2004)

Rechtsinformationssystem des Bundes. (2005) www.ris.bka.gv.at/bundesrecht

Schiedenoch, A., Özyurt E. (2004) Integrierte Versorgung. Köln

Schweizer Gesellschaft für Allgemeinmedizin. (2005) www.sgam.ch

Schweizerisches Gesundheitsobservatorium. ( 2001) www.obsan.ch

Steininger-Niederleitner, M., Sohn, St., Schöffski, O. (2003) Mamaged Care in der Schweiz und Übertragungsmöglichkeiten nach Deutschland. Burgdorf : Herz Verlag

Thurnherr, U. (2000) Angewandte Ethik zu Einführung. Hamburg: Junius Verlag

Tiroler Gebietskrankenkasse. Krankenordnung 1999. (2005) www.tgkk.at

Waibl, E. (2004) Grundriss der Medizinethik für Ärzte, Pflegeberufe und Laien. Münster: LIT Verlag

World Health Organisation. Regionalbüro für Europa. (1999) „Gesundheit für alle im 21. Jahrhundert"